# ガンが消えたら億り人になった

## 病気とお金から自由になる方法

渡辺雅典（パンダ先生）

GENTOSHA

# はじめに

## まさか自分がガンになるなんて！

「私が今侵されている病気の名前、病名は『ガン』です」

これは、平成5年9月6日に、国民的人気司会者だった故・逸見政孝さんが生中継の記者会見で切り出した言葉です。

当時、ガンは今よりも治療法が少なく、「死に至る病」として口にすることも憚《はばか》られていました。

そんな時代にこの発表はとても衝撃的なもので、有名人のガン公表は前代未聞の出来事でした。

「２人に１人はガンになる時代」

これは、ガン保険のテレビＣＭなどでよく耳にするフレーズです。

厚生労働省のデータによると、日本人が一生のうちにガンと診断される確率は、男性65・０％、女性50・２％だそうです。

「２人に１人」というのは、あながち大袈裟な言葉ではありません。


「自分は、きっとガンにならないほうのひとりに違いない」

「高齢化社会だから、ガンが増えているだけだろう」

40代後半で肺ガンと宣告されるまで、僕はこのように思っていました。

現代では、「早期発見・早期治療」でガンは治る病気だと言われています。

しかし、僕の場合は「早期発見・早期治療」ができませんでした。

病院に行ったときには、ステージ４と診断され、「時すでに遅し」だったのです。


ちなみにステージ４とは、ガンが発生しているだけでなく、さらに他臓器への転移が起こっている状態を言います。

「まさか自分が、ガンになるなんて……!」

ガンと宣告されたまさにその瞬間は、複雑な気持ちが渦巻いて、何も考えられなくなってしまいました。

## 僕の不安を解消する闘病記は1冊もなかった

僕はこの大きな不安から逃れるために、ガン患者の経験談が書かれた本を探しました。

確かに、闘病記はたくさん出版されていましたが、僕の不安が消える本は1冊もありませんでした。

すべてのガン患者は〝病気が見つかってから〟ガンと闘わなければなりません。

しかし、ほかにも闘わなければならないものがあります。それは、日々強まる「死への不安」です。

また、仕事や人間関係、それから、治療中も自分を支えてくれる家族のことも心配しなければなりません。

そこで僕は、この不安を少しでも解消できる本を書こうと決意したのです。

幸いにも、僕は奇跡的にステージ4から生還しました。今に至るまでガンは再発していません。


**この本は、実際に「死を意識した人」の、心の不安を取り除く本です。**


ガンになると、さまざまな不安が押し寄せてきます。

「あと何年生きられるのか?」

「苦しい治療に耐えられるか？」

「家族はどうなるのか？」

「仕事はできるのか？」

「お金に困ることにならないか？」

「再発するのではないか？」

……などです。


医療の進化により、ガン患者の生存率が高まっているとはいえ、僕のように「早期発見・早期治療」ができなかった人もいます。

たとえ「早期発見・早期治療」ができたとしても、これまでの生活を一変しなくてはならなくなった人もたくさんいるはずです。

本書では、それらの不安と克服法を、僕の体験に基づいて記載しています。

僕は医学の専門家ではないので、具体的な治療法や治療の効果については、医師や研究者の本を参考にしてください。

しかし、一度はステージ4のガンと診断されながら、不思議なくらいきれいにガンが消え、日常に復帰できた経験からしか書けない言葉もあるだろうと思っています。

冒頭の故・逸見政孝さんのガン公表は、ご自身が「ガンと闘う覚悟」の表明だったと思いますが、同時に全国のガン患者へ勇気を与えることにもつながりました。

「餅は餅屋」と言われますが、ガンの不安の克服法は「ガンになった人に聞く」のが一番です。

当事者によって書かれた本書を、現在ガンと闘っている方、あるいは、ガン患者を支えているご家族に、「ガンとの闘いに負けないエール」としてご活用いただければ幸いです。

## ガン患者の持つ不安は、みんな同じ

アイフォンやアイパッドなどの生みの親、スティーブ・ジョブズの最後の言葉に「健康を失うとすべてを失う」があります。

世界中が称賛した成功者でも世界トップクラスのお金持ちでも死の前では無力です。

ケンブリッジ大学のバーバラ・サハキアン教授の研究によると、「人間は1日に3万5000回の決断をする」そうですが、ガンになるとその9割がネガティブな思考になりがちです。

ガンと宣告されたばかりの頃は、僕自身もそうでした。

ガンの不安は、体に不調があって病院を訪れるところから始まります。

そして、医者に「ガンかもしれない」と言われ、だんだんと悪いことばかり考えるようになっていきます。

次に、精密検査を受け、「ガンだった」ことを知った瞬間から、いよいよ「死」が迫る恐怖に怯え始めます。

そしていざ、治療生活が始まると、

「この治療法で助かるのか？」

「副作用が辛い」

「治療費がかさむことが心配だ」

「家族に迷惑をかけているかもしれない」

など、悩みは尽きることがありません。

僕も、ガン闘病中に仕事のことや将来への不安で、潰れそうになった瞬間もありました。

しかし、落ち込むのは束の間。

生来の性格も影響して、「こう考えれば気持ちがラクになる」「こんな行動をとれば不安の原因が消える」といった解決法が、僕のなかで自然と定着していきました。

たとえば、治療がスタートすると「この治療法で本当に治るのか？」という不安が生じることがあると思います。

その場合、「医者に遠慮せずセカンドオピニオンやサードのオピニオンを求めてもいい」という考えを知っておくだけで、気持ちが楽になるはずです。

不安にはいろいろな種類がありますが、僕は以下の「5原則」を特に重視しました。

1. 自分のガンについてよく調べる（治療を人任せにしない）。
2. 余命宣告は勇気を持って聞き流す。
3. 元気なガン患者からエネルギーをもらう。
4. 人のためになることを考える。

5. いつも笑顔でいるように心がけ免疫力を上げる。

本書は、ガンになって不安だったり苦しんだりしている人のための「読む薬」のつもりで書きました。

人は病気になると病院で薬をもらいます。あるいは、体が痛いとシップを貼ったり、コルセットを巻いたりして、痛みを軽減しようとします。

同じように、不安が膨らんだらぜひ不安を和らげる薬として、本書をご自身に処方してあげてほしいのです。

## ガンになった原因もガンが消えた理由もわからない

厄年には「男性」「女性」それぞれのものとは別に、男女共通の方位による「八方塞がりの厄年」が存在します。

令和4年の「八方塞がりの厄年」では9つあるうち、なんと46歳がそのひとつです。

ちなみに、僕がガンを宣告されたのも46歳のときでした。

はじめまして。渡辺《わたなべ》雅典《まさのり》と申します。

僕がステージ4の肺腺ガンを宣告されたとき、それまで、ガンになるのは高齢者や、若くても基礎疾患のある人だけだと思っていました。

持病はありませんでしたし、タバコは、もう10年も吸っていませんでした。

思い当たることがあるとしたら、仕事が忙しく不摂生な生活をしていたことだけ。僕の人生は文字通り、仕事一色でした。

インターネットビジネスを立ち上げ、会社を興して軌道に乗せ、起業塾の運営にまで手を広げるなど、多忙な生活を送っていました。

毎日の睡眠は4時間が普通でした。そんな僕が、ある日突然、ステージ4のガンを宣告されました。

なぜ働き盛りの自分がガンにならなければならないのか？

当時はさっぱりわかりませんでした。

そして前述の通り、たくさんの不安や恐怖を抱えながらの闘病生活を送りました。


僕の闘病生活は2016年10月に始まり、2017年6月に終わりを迎えました。

「たった9か月」と思われるかもしれませんが、その期間はまさに「死と隣り合わせ」の日々でした。

闘病生活が終わったのは、「ステージ4」のガンが、僕の体から消えたからです。

僕には、ガンになった理由もわかりませんが、ガンが消えた理由もわかりませんでした。

主な治療方法は、水素ガス吸入とガンに効くと勧められたお茶、抗ガン剤（オプジーボ）という薬の治験などでした。

そのほかにも、温熱療法など興味を持ったことはいろいろ試してみました。

そのため、何が直接的に効いたのかは定かではありません。

しかし、奇跡的に僕はステージ4のガンから生還したのです。

## ガンが消えたらいつの間にか「億り人」になっていた

僕は、死の淵から生還したことをSNSで多くの人に配信しました。

すると、ガン患者やその家族から、予想を超える多くの質問が寄せられたのです。

このときから僕は、「ガンサバイバー」と呼ばれるようになり、自分が体験したことをベースに一つひとつの質問に丁寧に回答していきました。

そうすると、僕の回答でほとんどの方が、

「不安が減った」

「希望が湧いてきた」

と言ってくれたのです。

僕の経験が誰かの役に立つ……。そんなことを実感しながら、僕はガンを発症する前よりももっと熱心に、新しいビジネスに打ち込むようになりました。

そのうち、僕は気づいたら「億り人」になっていました。

「ガンになった」ということと、「億り人になった」ということは、一見、何の関連もないように思われるかもしれません。

ガンのイメージといえば、苦しい、辛い、怖い、悲観的。

一方、億り人のイメージといえば、華やか、ギラギラ、派手、快楽的。

だから、「ガン」と「億り人」はまったく別世界の出来事のように思えます。

しかし僕は、思います。

「ガンを克服するために必要な思考」と「億り人になるために必要な思考」は、実は、ほとんど同じものではないか、と。

僕は実体験を通して、今、しみじみとそう思っています。

そしてそのことに気づけただけでも、僕は、「ガンになった意味があった」と実感します。

なぜなら、僕の体験を通してたくさんの人を「億り人」へ導くことができるのですから。


人生で起こることのすべてには、意味があります。

僕がガンになったことにもなんらかの意味がありますし、ガンを経て億り人になったことにも、間違いなく意味があります。

そしてその意味に気づき、それをほかの人へ還元することこそ、人生においてもっとも幸せで価値のあることだと思います。


ぜひ本書を通じて、「ガンを克服する思考法」と「億り人になるために必要な思考法」を知ってほしいと思います。

たくさんの方に納得していただき、みなさんに一歩でも踏み出していただけたら、僕は、ステージ4のガンになった意味をまたひとつ見つけられるように思います。

ガンが消えたら億り人になった　目次

## はじめに



## 第1章　ガンになる前の成功ストーリー

## ●第3章 どれだけお金を出せば命は買えるのか？

［入院・治療開始］

## ●第7章 ガンを克服して見えてきた本当の幸せ

［人生に活かす・ガンの克服］

## ●第8章 ガンと向き合うためのヒント Q&A

「ガン患者へのアドバイス」

企画協力　吉田浩（天才工場）
編集協力　青木より子
執筆協力　鈴木博子
装幀　幻冬舎デザイン室
ＤＴＰ　美創

● 第１章 ●

# ガンになる前の
# 成功ストーリー

## 成功とは自由とお金を手に入れるものだと思っていた

今でこそ、ランボルギーニを即決で買い、都心の高層マンションで悠々自適な暮らしを送っている僕ですが、かつては美容室から植木屋まで、なんでもやりながら日銭を稼ぐ、カツカツの人生を歩んでいました。

振り返ってみれば、僕の人生は山あり谷あり……というか、むしろ谷しかない人生でした。

5歳のときに両親が離婚。風呂なしのアパートで母と2人、つつましく暮らし、鍵っ子だった僕は、毎日テレビを見て過ごしていました。

せっかく入った高校も中退し、何か手に職をつけなければと、美容の専門学校へ入学しました。卒業後は千葉県市川市にある美容室で働いていましたが、当時の給料は7万円ほどです。3万円の家賃を払うと、残りは4万円しかありません。

ひたすら仕事をし、狭い部屋へ帰って寝るだけの生活に嫌気がさし、20歳前には美容師の仕事を辞めてしまいました。

それからは、とにかく日銭を稼ぐためにいろいろな仕事をしました。営業セールス、工事現場など、とにかく仕事を選んでなどいられません。毎日、生きていくために必死でした。

その後、何のはずみか、植木屋になりました。それも、普通の人がイメージするような、剪定ばさみで庭木を手入れするような仕事ではなく、土を運んだり、花壇に木を植えたり、巨大な石を並べたりする、重労働がメインの植木屋です。毎日が体力勝負でした。

しかも、雨が降れば仕事は休み。もし、会社勤めの植木屋なら、雨で仕事が休みとなれば「やったー！」と大喜びするところでしょうが、僕の場合は実労働に対して給料が支払われる契約だったため、休みになればそれだけ給料が少なくなってしまいます。ですから雨の日はガッカリでした。

梅雨どきは途端に給料が減り、生活が厳しくなってしまいますので、「どうか雨が降りませんように」と祈るしかありませんでした。

毎日、ただお金をもらうために働く日々。といっても、せいぜい月に25万円もらうのが関の山です。仕事に対して夢も希望もありませんでしたし、楽しみといえばパチスロくらいという、なんともつまらない人生でした。

「ああ、何かもっと楽にお金を手にすることはできないかな」と、汗水たらして毎日イヤイヤ働くなかで、僕はそんなことばかり考えていました。

別に、「毎月100万円稼ぎたい！」という野望があったわけではありません。植木屋で稼ぐのと変わらない収入で構わない。それくらいのお金が楽に稼げれば、毎日遊んで暮らせるのに……。

誰もが一度は考えるであろう、そんなふざけた考えが、いつも頭のなかにありました。

当時、僕が考えていた「成功」とは、本当に些細なもので、「年収数千万円のビジネスエリートになる」とか、「港区に一戸建てを持つ」というような大それたものではありませんでした。

「月に25万円程度の収入でいい。毎日自由に遊んで暮らしたい」

その頃、僕が考えていた成功とは、せいぜいそんなちっぽけなものでした。

## インターネットマーケティングで月収３００万円に

32歳のとき、インターネットで知り合った女性と、子どもができたことがきっかけで結婚しました。それでも、「よおし、一家の大黒柱としてバリバリお金を稼ぐぞ！」なんて考えはまったくなく、相も変わらず植木屋でコツコツ日銭を稼ぐ日々です。

一方で、その頃はインターネットにハマっており、子どもが生まれてからも、家ではインターネットでゲームをしたり、ウェブサイトを見たりして過ごしていました。

僕がインターネットを始めたのは、27歳のときです。

当時、ウィンドウズ95が登場し、世間はパソコンブームに沸いていました。多くの企業がパソコンを導入し、パソコンスクールがあちこちで人気を集めていた時代です。

もともと新しいものやおもしろいものにはすぐに飛びつく性格だったこともあり、僕もすぐにローンでパソコンを購入し、毎日ゲームやインターネットサーフィンをして遊んでいました。

そんな僕に、ある日、転機が訪れます。

結婚して3年目、35歳のときでした。どこでだったか、「ホリエモンは、毎日ブログを書くだけで、月に100万円稼いでいる」という話を偶然、耳にしたのです。

そのとき、ホリエモンが何者だかよく知らなかったのですが、調べてみると、ライブドアという会社を創設した人で、球団まで買おうとしているすごい金持ちだとわかりました。

「ただブログを書くだけで月収100万円……?」

信じられない気持ちを抱きながらも、僕のなかで、何かが切り替わったのです。

「そうか。インターネットを使ってお金を稼ぐことができるのか!」

そう気づいた僕は、早速、仕事と寝食の時間以外、ずっとパソコンと向き合って、インターネットで稼ぐ方法を調べ始めました。

もともと、好きなことや興味があることには、とことん没頭するタイプです。パソコンは大好きでしたし、おもしろくもない仕事をする必要もなく、好きなパソコン作業をしているだけで、当時の月給をはるかに超えるお金を稼げるのなら、これは自分の天職に違いない!

そう思い、「外へ働きに行かずに月収25万円を楽に稼ぐ方法」をひたすら調べ、ホリエモンと同じく、ブログを書き始めました。

しかし当然ながら、素人が書き始めたつまらないブログに、お金を落としてくれる人など誰もいません。

そこで僕は、あることを考えつきました。

「他人のブログで、自分のブログを宣伝してもらえばいいのだ！」

すぐに行動を起こし、他人のブログにコメントを書きこんで、「僕のブログにも遊びに来てくださいね」と残していきました。

最初は思うように読者数が伸びませんでしたが、１日４００件、コメントの書きこみを続けていくと、徐々に読者が増えていきました。

その後、メルマガを始めたり、アフィリエイトをやったりしているうちに、どんどん月収は上がっていき、あっという間に３００万円を突破。今までの年収に近い数字を、家にいながらにして稼げるようになったのです。

## お金と時間から自由になってわかったこと

インターネットビジネスに、本格的に参入する前、僕は植木屋の仕事を辞めました。そして1日24時間、ほぼパソコンに向き合うようになりました。

以前のように、「今月は雨続きだから給料がさびしいな」「来月の家賃、どうしよう」という心配はなくなりましたし、腰が痛いだの、体がダルいだの、肉体的な疲労や辛さもなくなりました。

「朝は何時までに現場へ行かなければいけない」「仕事は何時までに終わらせなければいけない」という時間の制約もなくなりましたし、友達と遊びたければ、朝から遊んだっていいのです。

以前の給料を大きく上回る月収を手にして以来、僕はお金からも、時間からも完全に自由になりました。

それだけでなく、欲しいものがあれば、たいていのものはすぐに買えるようになりました。

今までなら、たとえ欲しい車があっても、「これを買ったら家賃を払えなくなる」「子どもの養育資金が足りなくなる」といった心配がありましたし、ちょっと高級な洋服やバッグ、時計でさえ、買うべきか買わざるべきか、延々と考えを巡らせなければなりませんでした。

しかし、月収３００万円を達成すると、欲しいものは迷わずポンポンと買えるようになりました。

インターネットでカッコいい高級時計を見つけ、欲しいと思ったらポチッ。高級車のディーラーが訪ねてきて、いい車だなと思ったら、その場で即決。

高級な車や時計などを購入し、その話題をブログなどで書くと、たくさんの人が興味を持ってくれます。そうやって、僕の名前はどんどん広がっていき、アフィリエイトのビジネスもますます好調に伸び続けていきました。

「欲しいものを躊躇なく買えるということは、なんて幸せなことなんだろう！」

僕は、心底パソコンやインターネットを始めて良かったと思いました。そして、僕がこのビジネスを始めるきっかけになったホリエモンにも感謝しました。

しかし、やがて僕は気づきました。

なんでも手に入れられる人生は、意外と、つまらないということに。

はじめは、欲しいものを迷わず手にできることに、とても感動していました。しかし、欲しいものがなんでも手に入るようになると、次第に感動は薄れていき、そのうち惰性で買い物をするようになっていったのです。

たとえて言うなら、八百屋へ出かけてダイコンやニンジンをかごに入れるような感覚です。ダイコンやニンジンを買うとき、胸がドキドキするとか、気分が高揚するとか、そんな感覚はないでしょう。

それと同じく、僕はどんなに高額な外車であっても、自分のものにできるということに対して、まったく喜びを感じなくなってしまったのです。

これは、予想外の発見でした。

## これまでの友達は離れ、新しい友達が集まる

セコセコと日銭を稼ぐ生活から、インターネットで稼ぐ生活へ一変したことで訪れた変化が、もうひとつあります。

それは、今まで親しく付き合ってきた友人の多くが離れていったということです。

僕は元来、友達が多いほうで、一緒に遊んだり、ご飯を食べに行ったりする仲間には恵まれていました。

しかし、僕の生活がガラリと変わったことで、それらの友達と疎遠になってしまいました。

理由は簡単。「話が合わなくなってしまった」のです。

一緒にいても、興味がある車や時計の話が噛み合いません。僕はそれらを易々《やすやす》と手にすることができますが、彼らにとっては一生がんばって働いても手

が出ない、高嶺の花です。

夜、一緒にレストランで食事をしていても、彼らは「明日、仕事が早いから」といって、そそくさと引き上げてしまいます。一方、僕は何時に起きても、何時に仕事を始めてもいいのですから、時間に縛られることなくゆったりと食事ができます。

もちろん、友達の生活がダメで、僕の生活が良いというわけではありません。どっちが勝ち組で、どっちが負け組という話をしているのでもありません。ただ、生活パターンが変わると、友達付き合いも変わっていくという、それだけのことです。

以前の友達と縁遠くなる一方で、僕の周りには新しい仲間が集まってきました。僕と同じように、インターネットを仕事場にしている人もいましたし、事業を興して成功している若いベンチャーの人もいました。

新しい仲間に共通しているのは、みんな、相当稼いでいるということです。

趣味の話も合いますし、ライフスタイルも似たようなものです。

　また、大金を稼ぐだけあって、みんな相応の知識やスキルがありますから、彼らと話をすることで、お互い良い刺激を得ることができました。

　確かに、以前の友達と縁遠くなることはさみしいことでしたが、その分、新しい仲間に恵まれ、刺激的な付き合いが多くなってくることは、僕にとってとても幸せなことでした。やがて、以前の友達に連絡することもなくなりました。

## 超多忙な4時間睡眠の日々でも毎日が楽しい

　当時、僕は、起きている時間のほとんどをパソコンの前で過ごしていました。睡眠時間は、平均してわずか4時間程度。それよりもっと少ないこともありましたし、ときにはまったく眠らずに、夜通しパソコン作業をしていたこともありました。

　とにかく、パソコンやインターネットが楽しくて仕方なかったのです。この気持ちは今でも変わりませんが、その頃は、食事と睡眠の時間を除き、すべてをパソコン作業に捧げていました。

日銭を稼ぐしか、実力も意欲もなかった僕が、インターネット事業に参入して間もなく、かつての年収以上の金額を、たった1か月で稼げるようになった背景には、間違いなく、「楽しい」という気持ちがあります。

僕はこれまでインターネット業界をはじめとして、さまざまな分野でビッグな成功を遂げてきた人と会ってきました。

「成功」をどう定義するかは人それぞれかもしれませんが、「成功＝大金を稼ぐ」と考えれば、成功を遂げてきた人たちは、間違いなく「楽しい」という感情とともに、お金につながる行動をとっています。

お金を稼ぐ手段は世の中にたくさんありますが、そのなかから、彼らは本能的に「楽しい」と思えるものを選んでいます。いくつかの選択肢が目の前にあるとしたら、彼らは「これは楽しいか」「楽しくないか」という基準で、直感的に進むべき道を選んでいるのです。

だから、一日中その仕事に没頭していても、「疲れた」という気持ちはありませんし、「忙しい」という感覚もありません。


たとえば、友達とカフェでおしゃべりをするのが好きな女性なら、2時間や3時間、カフェのソファに座って友達とおしゃべりを続けても、「あー、おしゃべりするのが忙しい」「おしゃべりをするのが疲れる」と思いませんよね。

インターネットでゲームをするのが大好きな男性なら、徹夜でゲームに没頭しても、「あー、忙しい、忙しい」と思いませんよね。

それと同じです。

何をするにも、その行動の根底に「楽しい」という気持ちがなければ、決して大金を稼ぐことはできません。反対に、今やっていることに対して、もし「楽しい」という気持ちがないなら、それを続けていてもきっと大金を稼ぐことはできないでしょう。

僕は、インターネット事業に参入し、身をもってこのことを知りました。

成功は、直感とともに始まる。これは、間違いのない事実です。

## 自分の成功だけを追い求めていた

インターネット事業に参入して、僕の生活はガラリと変わりました。

以前は天気が悪ければ収入がなくなり、梅雨になれば完全無収入になってしまうような、その日暮らしの生活をしていた時期もありましたが、インターネットの仕事を始めるようになり、特に何もしなくても、お金はどんどん入ってくるようになりました。

メルマガを創刊すれば、たった3か月で100万円のキャッシュが発生します。

成功のノウハウをまとめた情報商材を発売すれば、あれよあれよという間に大ヒット。

僕は一躍スターアフィリエイターに上り詰め、「インターネット業界のレジェンド」などと呼ばれるようになりました。

とにかく、これまでには見たこともなかったお金がどんどん入ってくるようになったのです。

車でも時計でもバッグでも、欲しいものは迷わず購入できるようになり、一晩で札束がいくつも消えていくような超高級レストランで食事をし、セレブな生活が始まりました。

同時に、僕の周りの人間関係も変わり、これまで僕の身近にいてくれた人たちは、静かに波がひくように、僕から離れていきました。

当時の僕に、「自分さえ良ければ」という気持ちがあったわけではありませんし、「周りを蹴落としてもいいから、自分だけが勝ち上がってやる！」という野望があったわけでもありません。

ただ、自分の生活がどんどん変わり、お金を稼ぐことや、新しい仕事をすること、新たな交友関係を築くことなどに、僕はたちまちのめり込んでしまったのです。

しかし、もしかしたら僕のそんな様子は、他人から見れば、「浮ついたイヤなやつ」に映ることもあったのでしょう。

「あいつは自分さえ金を稼げばいいと思っている、冷たいやつだ」

「あいつはインチキな商売ばかりしている」

そんな悪評や罵詈《ばり》雑言《ぞうごん》が聞こえてくることも、少なくありませんでした。

## 長い人生で恨みを買わない人はいない

どんな人間だって、まったく恨みを買わないことはありません。

聖人君子であるイエス・キリストでさえ、最後は恨みを買って処刑されてしまいました。

多かれ少なかれ、人間には妬みやひがみという感情がありますし、そのネガティブな感情をゼロにすることはできません。むしろ、そういった感情があるからこそ、「よし、自分も負けずにがんばってやる！」と、眠っていたモチベーションを爆発させる人もいると思います。

ネガティブな感情から生まれるモチベーションであっても、それが結果に結びつくなら、それはその人にとって必要なものなのでしょう。

彗星のようにインターネット業界に現れ、「レジェンド」などともてはやされた当時の僕に、妬みやひがみを感じる人は少なくありませんでした。

正直なところ、僕自身にはあまり妬みやひがみという感情はなく、風呂なし貸家という環境で、母子家庭で育ったことも関係しているのか、昔から「人は人」「比べても仕方がない」という感覚がありました。

しかし、世間には意外とひがみっぽい人はいるものです。

特に、インターネット業界のように、匿名のアノニマスが前提となる社会では、恨みや妬み、ひがみなど、人間が持つドス黒い感情が、嵐の前の暗雲のようにモクモクと広がっています。

僕はただ、「楽しそう！」「お金が欲しい！」という気持ちでインターネット業界に乗り出した能天気な人間でしたが、あっという間に人々の恨みの渦にのみ込まれ、にっちもさっちもいかなくなってしまったこともありました。


しかし、僕は知っています。

成功するために大事なのは、何よりもマインドであることを。

現在、日本で年収が１０００万円を超えている人は５・４％だそうです（国税庁「令和４年分 民間給与実態統計調査」より）。僕が知っている「５・４％」の人たちを見ている限り、彼らに共通する点があるとしたら、ポジティブなマインドです。

困難にぶつかればぶつかるほど、「よし、やってやる！」と魂に火がついたり、目標が高ければ高いほど、前向きにコツコツ努力を続けたりする……。

僕が知っている限り、成功している人は、必ずそんなポジティブなマインドを持っています。

人間の行動は、すべてマインドが支配しています。

「やりたくないな」と思えば、その行動は絶対に素晴らしい結果を生み出しませんし、どんなに大変な課題でも、「よし、挑戦してやる！」と思って取り組めば、本来持っている以上の力を発揮できるものです。

何より、ポジティブにがんばっている人には、周囲の人も手を貸してくれます。

「自分に手を貸してくれる人がいるのだから、その人のためにもがんばろう！」

誰かに応援してもらえれば、こういう気持ちが自然と芽生えてきます。

そして自分も周りの人も、みんなでひとつの成功を喜び合えるような関係性が、僕が目指す理想のコミュニケーションです。

しかし、世の中にはそう考えない人もいます。

成功している人がいれば「あいつだけ、ずるい」と思い、がんばっている人を見ても「絶対にうまくいくはずがない」と水をさします。

そして、成功者が少しでもつまずけば手を叩いて喜び、その支援者やファンをここぞとばかりに自分の味方につけようとします。

今だから言えますが、僕自身、何度もそんな目に遭いました。


そういう妬みやひがみなどの黒い感情のほか、もうひとつ気をつけたいのが、成功者をおびやかす存在です。僕はこれを「ドリームキラー」と名付けています。

ドリームキラーとは何かというと、「お金を稼ぎたい」「成功したい」という夢を諦めさせようとする人のこと。夢を語れば、ドリームキラーは「どうせやってもうまくいくわけない」「やめておいたほうがいい」などと悲観的なことばかり言って、足を引っぱろうとします。

意外とドリームキラーは家族や友人に多く、「きみのことが心配だから、本気で言っているんだよ」「悪いことは言わない、やめておいたほうがいい」などと親切ぶって、夢を中断させようとします。しかし彼らは、金持ちや成功者の行動や思考パターンを何も知りません。知らないから「怖い」「危険」と思い、引き止めようとするのです。余計なおせっかいだけでなく、場合によっては妬みやひがみなどが混じっていることもあり、意外とドリームキラーの対応は厄介です。

　しかし、いつでもどこにでもドリームキラーは存在します。そのうえ、恨みや妬み、ひがみがまるで手榴弾のように、どこから自分めがけて飛んでくるかわかりません。

　しかし、それも成功者の宿命と考えれば、やむを得ないことかもしれません。ドリームキラーやうるさい外野は無視に限ります。気にしないことが一番です。

　とはいえ、今になってふと考えることがあります。

僕の心のどこかでドリームキラーや外野の存在が影となり、知らず知らずのうちに、ストレスの種になっていたのかな、と。

自分で思う以上に僕の心は繊細で、成功に向けて突っ走るなかで、僕は知らないうちにたくさんの傷を負っていたのかもしれません。

実際は、傷の痛みを上回るほど仕事が楽しく、成功を目指してひたすら燃え続けていたので、今となっては過去がどうだったかなど、まったくわからないのですが……。

## 人の欲望の渦のなかで歓喜していた

インターネット業界に参入し、ロケットスタートであっという間にレジェンドともてはやされ、みるみるうちに人付き合いもライフスタイルも、どんどん変わっていったあの頃。

今振り返ってみると、「現在」と「あの頃」でもっとも大きく違うのは、人生に対する時間の観念です。

「あの頃」は、「人生は、無限ではない」と考えたことなど、一度もありませんでした。

たとえて言うなら、猛スピードでエレベーターが上へ、上へとのぼっていくような毎日です。

眼下にはきらびやかな街が映り、目に入る景色は映画を早送りするように、すべてが猛烈な勢いで移り変わっていきます。

そんなエキサイティングな毎日が楽しくて、「いつか、この生活に終わりがくる」など考えたことはありませんでした。

しかしその後、僕はステージ4のガンになりました。

一般に、ステージ4のガンとは余命宣告の段階です。自分に残された時間は、もうあとわずか……。

そんな世界へ、一瞬で僕は放り込まれたのです。

毎日がただひたすら刺激的で、話が合う仲間とワイワイ楽しいことをするのが大好きで、そんな生活に終わりが来るとは想像すらしていなかった自分。

「どんな人生にも限りがある」

「人間に与えられた時間は、無限ではない」

あの頃の僕は、子どもでも知っている、そんな当たり前の事実をまったく意識することもなく、ただ成功と欲望の渦のなかで、ひたすら歓喜する毎日だったのです。

● 第2章 ●

# ガンを宣告された瞬間、私は何を思ったか？

［ガン患者の心理］

# 自覚症状はまったくなかった

僕は２０１６年10月14日、肺腺ガンのステージ４と診断されました。

その後、結論から言えば無事にガンが消えて、今は以前と変わらない生活を送っているのですが、ときどき、僕のガンについて興味を持った人から、「診断される前は、自覚症状があったのですか？」と聞かれることがあります。

答えはＮＯ！

風邪のような症状が続いていたことから、「念のため」くらいの気持ちでかかりつけの病院を受診したのが、ガン発見のきっかけです。

最初に受診したのは２０１６年９月です。

なんとなくいつもより咳が出ている気がしたので、医師の診断が出る前から、風邪薬を処方されるだろうと思い込んでいました。

しかし、レントゲン撮影をすると、肺に影が認められたため、「おそらく肺炎だと思いますが、一応ＣＴも撮りましょう」と言われ、その病院にはＣＴ機器がなかったため、すぐに銀座の検査機関を予約してくれました。

翌日、検査機関へ出向き、その次の日に結果をもらいました。

ＣＴを撮ったのは検査専門の機関だったため、医師による説明はありませんでしたが、ＣＴ画像が入ったＣＤ－ＲＯＭには、「ガンの疑いあり」と書かれていました。

「えっ、ガンの疑い？　そんなバカなことないだろう」

そのときはそれほど深刻に考えておらず、何かの間違いだ、くらいにしか思っていませんでした。

改めてかかりつけ医を訪れたところ、すぐに、日本でも屈指のガン専門病院を紹介してくれて、数日後には肺にカメラを入れる「気管支鏡検査」とＰＥＴ検査を受けました。

しかしその時点でも、まだガンだと診断されたわけではないので、風邪だと思って病院を訪れたときと、僕の心境は変わりません。

「たとえガンだとしても、影が見えているということは、手術で影の部分を取り除いたら治るということだよな？」

そんな軽い気持ちしかありませんでした。

僕がそんなふうに楽観的にしか考えられなかったのは、ステージ4の尿管ガンを患っていた叔母が、自己流の治療でガンを完治させたこととも関係しているかもしれません。

僕の家系は、いわゆるガン家系です。

母親は乳ガン、叔父は肺ガン、叔母は尿管ガンと、ガンは自分にとって身近な病気でしたが、克服した身内もいましたので、「自分も必ず生還できる」という根拠のない自信を持つことができたのです。

## 医者はどんなふうに「ガンかもしれない」と伝えるか？

ニュースサイト『Sirabee（しらべぇ）』の調査によると、10～60代の男女のうち55％が「病院嫌い」ということがわかっているそうです。

痛い思いをしたり、イヤなことを告げられたりする可能性があるのだから、当然といえば当然の結果でしょう。

主治医のもとで検査の結果を待っているときの僕も、まさしくそのひとりにカウントされそうな、どんよりした表情を浮かべていたと思います。

大病を告知されるのではないか？

長時間待たされたあげく、酒やタバコなど何かしらの「禁止」を言い渡されるのではないか？

もし入院することになったら、病院の独特の空気や匂い、雰囲気がまとわりついて、健康だと思っていた体があっという間に病気になってしまうのではないか……。

そんなイメージが幾度となく脳裏をよぎりました。

そもそも、病院にはネガティブなイメージがつきまとうものです。そのため、僕ももともとどちらかといえば病院は好きではありません。

しかし、咳が2週間ほど続いていたことを主治医に相談したところ、まさかの精密検査を勧められたため、「面倒だけれど、行くか」としぶしぶ足を運ぶことにしたのです。

そのときは、まさか自分がガンだなんて、1ミリも思っていませんでした。ただ、風邪をこじらせただけ。そう思っていたのです。つまり、多くの人と同じように、「心の準備ができていない状態」でした。

問診とレントゲン検査をおこなった結果、主治医は淡々と次のように言いました。

「肺に影がありますね。肺ガンの可能性がありますので、専門機関で精密検査をしましょう」

「まさか」と思い、僕は家に帰ってインターネットで「肺に影がある　ガン」と検索しました。

　すると、次のような解説が出てきました。

「ガン検診で１０００人の方のレントゲン撮影を行った場合、そのうち20〜30人が『肺に影がある』と言われます」

「このうち肺ガンの方は、０・３〜０・５人と言われています」

　つまり、肺に影があると言われても、肺ガンの可能性はそれほど高くない。そう考えれば、少し、心が落ち着きます。

　しかしその一方、肺ガンが見つかる人はゼロではありません。自分がそのグループに入る確率も０％ではありません。

検索結果を見ながら、僕は「肺ガンの可能性」を告げた医師の口調を思い出そうとしていました。

医師の口調から、自分がどの程度「深刻」なのかを予測したい気持ちになったのです。

あのとき、医師は「ガンの可能性がある」ではなく、「ガンの可能性が高い」と言いたかったのではないか？

僕がガンの可能性の低いグループに該当するなら、「影が小さいのでまだなんとも言えませんが……」といった枕詞があっていいはずではないだろうか？

僕の頭のなかは、たちまち不安な言葉で埋め尽くされていきました。

同時に、あのとき医師に、

「ガンである可能性は何％くらいですか？」

「ガンの場合、どのステージの可能性が高いですか？」

そう、勇気を出して聞けば良かったと後悔しました。

「囚（とらわれ）」という漢字は「人が囲いのなかに閉じ込められている」と書きます。

当時の僕の心境はまさにこれ。限られた情報しか持ち得ないなかで、ひとり悶々とした思いを抱えて、ネガティブな思考に完全に囚われていたわけです。

医師は、告知をするときには私見を挟んできません。淡々と事実を伝えるだけです。

ですが、患者の多くは「可能性」を告知されたことによって、むしろ必要以上に不安になってしまうのです。

## ガンを告知された瞬間、私の頭をよぎったもの

「血の気が引く」という言葉があります。

極度の恐怖や戦慄《せんりつ》を覚えたときに、顔が青ざめたり震え上がったりする状態

を表現した言葉です。

しかし、「血の気が引く」だけで済むのはまだ序の口です。恐怖や戦慄が自分の限界を超えて襲ってくると、むしろ血の気は増して、顔から火が出るくらい熱くなったという方はいるでしょうか？


最初に風邪を疑って受診したかかりつけの病院の医師からガンの可能性を示唆された僕は、再検査のため、国立がん研究センター、通称「がん研」へ足を運びました。

そこで精密検査をしてもらったのですが、検査の結果を知らされるまで、僕は不安な気持ちを抱えつつも、比較的、平静を保つことができていました。

「ガンは誰だってかかる可能性がある病気だ。自分がガンだとしてもちっとも不思議じゃないだろう」

「ガンだとしても、もしかしたら初期かもしれない。早期発見で手術を受けて切除すれば、再起の道は開けるはず」

待合室で診察を待つ間、そんなふうに考えていたのです。

そうこう考えているうちに、看護師さんから診察室に入るよう促されました。

診察室に入ったときは比較的リラックスしていたと思います。

僕は、患者が座る椅子にゆっくりと腰をかけました。

しかし、その直後、僕の体に衝撃が走りました。

「ステージ4」

そう書かれた検査結果の紙が、いきなり目に飛び込んできたからです。

医師の口から診断結果が告げられる前に、自分が「末期ガン」であることを知ってしまったのです。

医師は、こちらが拍子抜けするくらい淡々と、「肺腺ガン」であること、「ステージ4」であること、そして、「手術では対処できない深刻な状況であること」を説明してくれました。

「ガンはありふれた病気だ」という頼もしいデータで心をガチガチに武装していても、「末期ガン」だという事実は受け止めきれないほど、ずっしりと重たいものでした。

そして、顔から火が出たように熱くなったことを記憶しています。

青ざめたのではなく「熱くなった」のは、衝撃の大きさに極度の興奮状態となり、血圧が急上昇したためだと思います。

「顔から火が出る」感覚の生々しさを体感したのは、後にも先にもあのときだけです。

## 告知を受けた帰り道、何を考えたか？

ステージ4だとわかった瞬間は、顔の火照《ほて》りを抑えることができなかった僕ですが、帰り道までその感覚を引きずっていたかというと、そうではありませんでした。

そもそも、日本随一のガン専門医療機関を紹介された時点で、ガンの可能性が高いことはわかっていました。

ではどんな気持ちの変化があったかというと、まず、死ぬ可能性を考えて、抱えていた仕事をすべてビジネスパートナーに託すことにしました。

ビジネスパートナーに連絡したのは、ガンの告知を受けた当日です。とにかく今できることを今やろうという気持ちで、すぐに動き始めたことを覚えています。

とはいえ、ステージ4であることを明かしたのは、ビジネスパートナーともっとも身近なスタッフの2人だけ。

なぜ、ほかの人には告げようとしなかったのか、今考えても理由がわかりませんが、とにかく一番信頼している2人に状況を知ってもらうことによって、少しだけ気分が軽くなったように感じられました。

そしてもうひとつ、すぐに考えたことは治療法です。

一般的に、ガンの治療法は「抗ガン剤」「手術」「放射線」の3つです。

根治が期待できるのは手術ですが、僕の場合、ステージ4でしたから基本的に手術という治療法は対象外。体調やガンの状況に合わせ、抗ガン剤治療や放射線治療がおこなわれるのが普通です。

さて、僕はどんな治療をおこなおうかと考えていたとき、病院は僕に2つの選択肢を示してくれました。

ひとつは、一般的な抗ガン剤。

もうひとつは、治験。

治験とは厚生労働省の定義によれば、「くすりの候補」を用いて国の承認を得るための成績を集める臨床試験、とされています。

偶然にも、病院が提案してくれた治験で使用する「くすりの候補」は、たまたま僕が試したいと思っていたものでした。

ガンの可能性があるとわかってから、自分なりにインターネットでさまざまに調べていたのですが、そのなかで、ある著名人（政治家）がこの薬の治験に参加してガンが完治したという記事がヒットしていたのです。

僕は、治験に参加することに決めました。ほんの一瞬のためらいもなく、即決でした。

## やがて、ネガティブな考えが消え去った

・治療中、万が一のことがあっても周りに迷惑をかけないよう、先に手を回しておく
・どんなふうに治療を進めていくかを、自分で決める

ステージ4の告知を受けた後、僕はこの2つに全意識を集中させました。そうすることで、無意識のうちにネガティブなことを考えなくなりました。

精神的に辛いことがあるときは、「今やらなければならないこと」に集中すると、辛いことを忘れられて少なからず楽になるというのは、誰しも経験があることかもしれません。

たとえば、失恋の辛さを忘れるために仕事に集中するのもそのひとつでしょう。

辛いことを考えないように何かに没頭することで、自然と心のダメージが癒えて前を向けるようになるものですが、ガンの告知を受けてどん底にいるときにも、この処世術は使えました。

辛いときに辛いことばかり考えても、決していいことはありません。

今、自分には何ができるのか。

そこに意識をフォーカスさせると、ガンと闘うための気力が自然と養われていくはずです。

## 冷静になると、思考がクリアになる

ステージ4の治療を受け続けながらでも、自分に「できること」や「やるべきこと」は何であるかに意識を集中させたことによって、宣告された初日から、僕は冷静になることができました。

冷静になると思考がクリアになり、さまざまなことに考えが及びます。

残された時間は少ない。その可能性を受け止めると、また新たな「できること」「やるべきこと」が浮かんできます。

その最たることとは、「ガンを使ってビジネスをすること」でした。

こう書くと、「ガンでお金儲けしようだなんて浅ましい！」と思う人がいるかもしれません。しかし、そうではないのです。

僕はその頃、インターネットビジネスの手法を教える仕事に従事していましたが、ガンで死ぬかもしれない僕が、残された時間を精一杯使って受講生のために知識を伝授する姿を見せたら、彼らはきっと本気で知識の習得に取り組んでくれるのではないか、と考えたのです。

それくらい、僕のなかでは「誰かのためになることをしたい」という思いが強かったし、誰かに喜んでもらえることが、僕にとっても大きな喜びだったのです。

その気持ちは、今も変わっていません。

ガンになってから気づいたことですが、自分の利益だけを考えるのではなく、人のためになることを常日ごろから考えていると、自分が死ぬかもしれないというときの恐怖が、自ずと半減されるのかもしれません。

これは、僕が「ガンになったおかげで学べたこと」のひとつです。

## 夜中に突然叫びたくなったら

「ステージ4と告知された後、恐怖で夜中に叫びたくなったことはありませんか？」と聞かれたことがあります。

僕にはこのような体験がありませんでしたが、なかには末期ガンの告知を受けた日、不安と恐怖で押し潰されそうになる人もいると思います。

布団に入った途端、泣きたくもないのに、勝手に涙が頬を伝っていく。

「末期ガンだった……」

「この後、どうなってしまうんだろう……」

「家族になんて伝えればいいんだろう……」

いろんな不安が一気に押し寄せてくるかもしれません。

普段は明るく、朗らかな人柄の人でも、さすがに末期ガンを宣告されたときばかりは、どうしようもなくなることもあると思います。

実際、ガン患者の多くが、感情的になったり情緒不安定になったりすることがあると言われています。

なかには、夜中に突然うなされて目を覚まし、叫びたい気持ちをどうにか抑える人もいるようです。

うつ症状に悩まされ、心療内科による治療とガン治療を並行して受けている人も少なくないと聞きます。

「不安を感じてはいけない」

「恐怖に涙してはいけない」

そう思えば思うほど、負の感情に支配され、苦しくなることもあるでしょう。

しかし、僕はそこで我慢する必要はないと思っています。むしろ、抱えている感情をそのまま外に吐き出したほうが、ポジティブな結果を生むと思うのです。

なぜかというと、我慢をしてストレスを溜めることによって、ガンの成長が促されるからです。

「涙を流す」という行為によって、心身を落ち着かせる効果が期待できると言われています。泣いてストレスを発散すると、副交感神経が活発化することから、リラックスの効果もあるようです。

そのことが知られるようになってきた昨今は、「涙活《るいかつ》のススメ」なるものまで存在するくらいです。

もし、あなたがガンを告知されて悲しみに沈んだり、不安な気持ちに押し潰されそうになったりすることがあれば、気が済むまで、思いっきり泣いてください。

泣くことは何もネガティブなことではありません。

それどころか、ポジティブな要素をたくさん引き寄せてくれます。

たとえば、心を解放させたことによって、リラックスしてぐっすり眠ることができます。ネガティブな気持ちを涙とともに流してしまうことによって、免疫力が高まり、体が健康を取り戻そうとする力を高めていきます。

涙が涸《か》れるほど泣き、流す涙が一滴もなくなったとき、ようやくガンと向き合えるようになるのです。

● 第3章 ●

# どれだけお金を出せば命は買えるのか？

［入院・治療開始］

## ガンにはどんな治療法があるのか？

ガンの治療法は複数あります。

主な治療法としては、手術（外科的治療）、薬物療法（抗ガン剤）、放射線治療が挙げられます。単独の治療法が試されることもあれば、これらの組み合わせによる「集学的治療」もあります。

手術は、腫瘍（ガン細胞のかたまり）や臓器の悪いところを取り除くものですが、合併症の可能性などもあるため、手術中および手術後の経過が100％良好というわけにはいきません。

また、切除したことによって臓器の正常な機能が失われてしまう場合は、臓器同士をつなぎ合わせて機能の回復を目指す「再建手術」がおこなわれることもあります。

薬物療法には、「化学療法」「内分泌療法（ホルモン療法）」「分子標的療法」などがあります。いずれの治療法においても、ガン細胞を攻撃する薬が使われますが、薬の種類によって、ガン細胞への攻撃の仕方が異なってきます。

放射線治療は、手術と同じく、ガン細胞が存在する部分に対して局所的におこなうものですが、手術のように臓器を取り除いたりしなくても、直接、ガンの部分に放射線を当てることができます。

放射線治療は主に、「手術前におこなうことで腫瘍を縮小させて手術可能にする」、もしくは「手術で取り残したガン細胞に放射線を当てて消滅させることで再発率を下げる」という2パターンの治療目的があります。

たとえば早期に発見された前立腺ガンは、放射線治療のみで根治させることが可能なため、性機能障害が出ることがないとされています。

ただし、そのほかの治療法同様、デメリットも存在します。

治療後すぐに頭痛や脱毛、感染症などの症状が現れることもあれば、治療からしばらく経ってから、脳組織の壊死《えし》や脳梗塞、呼吸障害などが起きることがあります。

そのほかの治療法としては、早期のガンを切除する「内視鏡治療」や、ガン細胞を攻撃する性質がある「Ｔ細胞（Ｔリンパ球）」の力を利用する「免疫療法」などもあるようです。

このうち、僕が治験を通しておこなったのは「免疫療法の仕組みを生かした抗ガン剤治療」です。具体的には、免疫の働きにブレーキがかからないようにする免疫チェックポイント阻害薬の「オプジーボ」を投与しました。

従来の抗ガン剤は、ガン細胞を直接攻撃する薬ですが、オプジーボはそれらと違って、免疫細胞がガン細胞を攻撃できる環境を作り出すという、画期的な薬です。

簡単に言うと、オプジーボを体内に取り入れることによって、Ｔ細胞がきち

郵便はがき

お手数ですが、
切手を
おはりください。

1510051

東京都渋谷区千駄ヶ谷4-9-7

# (株) 幻冬舎

書籍編集部宛

ご住所　〒

都・道
府・県

フリガナ

お名前

メール

インターネットでも回答を受け付けております
https://www.gentosha.co.jp/e/

裏面のご感想を広告等、書籍のPRに使わせていただく場合がございます。

幻冬舎より、著者に関する新しいお知らせ・小社および関連会社、広告主からのご案内を送付することがあります。不要の場合は右の欄にレ印をご記入ください。

不要 □

本書をお買い上げいただき、誠にありがとうございました。
質問にお答えいただけたら幸いです。

◎ご購入いただいた本のタイトルをご記入ください。

『　　　　　　　　　　　　　　　　　　　　　　　　　』

★著者へのメッセージ、または本書のご感想をお書きください。

●本書をお求めになった動機は？
①著者が好きだから　②タイトルにひかれて　③テーマにひかれて
④カバーにひかれて　⑤帯のコピーにひかれて　⑥新聞で見て
⑦インターネットで知って　⑧売れてるから／話題だから
⑨役に立ちそうだから

| 生年月日　西暦　　　年　　月　　日（　　歳）男・女 | | | | |
|---|---|---|---|---|
| ご職業 | ①学生 | ②教員・研究職 | ③公務員 | ④農林漁業 |
| | ⑤専門・技術職 | ⑥自由業 | ⑦自営業 | ⑧会社役員 |
| | ⑨会社員 | ⑩専業主夫・主婦 | ⑪パート・アルバイト | |
| | ⑫無職 | ⑬その他（　　　　　　　　） | | |

ご記入いただきました個人情報については、許可なく他の目的で使用することはありません。ご協力ありがとうございました。

んとガン細胞を攻撃できるようになる、というものです。

僕がこのオプジーボを採用することに決めたのは、誰もが知る日本の著名人（政治家）が、この薬を使ってガンを治したという事実に興味を持ったからです。

ですから、医師にこのオプジーボを使った治験に参加することを提案されたとき、「はい、参加します！」と即決しました。

しかし、ここでひとつ心配なことがありました。それは何かというと、治験に参加したからといって、確実にオプジーボを投与してもらえるわけではない、ということです。

治験では、治験薬の有効性を科学的に証明するために、参加者のうち一定数にはプラセボ薬が用いられます。

プラセボ薬とは、効き目のある成分が何も入っていない薬のこと。いわゆる「偽《ぎ》薬《やく》」です。

治験では、治験薬を投与するグループと、プラセボ薬を投与するグループに分け、薬の効果を比較します。一般的に、患者は治験薬を投与されているのか、あるいは、プラセボ薬を投与されているのか知りません。

確実にオブシーボが投与されるならいいけれど、もしかしたらプラセボ薬が投与されるグループに入れられるかもしれない……。

これは、僕にとって賭けのようなものです。

それでも、僕は自分なりに調べた結果、もっとも惹かれた免疫療法を試したいと考え、治験に参加することを決めました。

## 自分のガンについて徹底的に調べ尽くした

僕が免疫療法を選んだ理由は、インターネットを使って膨大な情報を収集して比較検討した結果、この治療法がもっとも寛解する可能性が高いと考えたからです。

しかし、前述した通り、プラセボ薬に当たる可能性がゼロではなかったこともあり、治験に参加する以外にも、自分でできることはいろいろやってみることにしました。


そのひとつが、水素の吸入です。

実の叔母が、水素を摂取してステージ４のガンを寛解させていたことから、水素には厚い信頼を寄せていたのです。

ただし、病院には水素の吸入器を持ち込めなかったので、吸入するのは退院している間、自宅に帰ったときだけ。加えて、水素のサプリメントも服用しました。


もうひとつ、日常的に摂取していたのは「タヒボ茶」です。

タヒボ茶とは、「神からの恵みの木」と呼ばれているタヒボの樹皮を煎じたお茶で、ビタミン、亜鉛、鉄、カリウム、リン、カルシウム、マグネシウム、銅、マンガンが豊富に含まれていることで知られています。

また、近年の研究で、タヒボ茶には抗ガン活性成分が含まれていることもわかっているそうで、インターネット上で、タヒボ茶を飲んだことで腫瘍が消失したという記事をいくつも見つけ、興味を抱いたのです。


さらに、腫瘍部分を摂氏43度以上に温めることで、腫瘍の根治や縮小が期待できるという記事を見かけて、自宅用に温熱ドームも買いました。秋田の玉川温泉へ、仲間と一緒に湯治に訪れたこともありました。

とにかく、できることはなんでもやりたかった、というのがあの頃の本音です。「あのときああすれば良かった」と後悔だけはしたくなかったのです。

## いざ、抗ガン剤の投与がスタート

治験への参加中は、強烈な副作用に泣かされました。

免疫療法の治験は、通常であれば、投薬から2日目以降は帰宅していいのですが、僕の場合、副作用がひどかったことから入院を余儀なくされました。

最初の投与は年の暮れが押し迫った12月21日。その後、発熱と下痢の症状が出始めて、元日の朝から入院することになりました。

副作用が出ている2週間はまったく食べることができず、体重も筋肉も激減しました。

筋肉が落ちるのを防ぐためには、とにかく歩いたほうがいいのですが、1日に100回はトイレに駆け込まなければならないので、とても油断して歩いていられません。

幸い、髪の毛が抜けたり吐き気が止まらなかったりする症状は出ませんでしたが、頭痛はひどいしおなかは下るしで、インフルエンザと食あたりが混ざったような状態だなと思いました。

トイレに行くたびに鏡を見るのですが、10キロも痩せるとまるで別人です。お尻が痛すぎて、もはやウォシュレットも受け付けず、一番やわらかいトイレットペーパーを買ってきてなんとかしのぐ、という状態。副作用が強い期間には、さすがにメンタルが落ちてしまいました。

入院中はなぜか、20代の頃に聴いていた音楽をよく聴いていました。そうすると、自然と涙が出てくるのです。

あんな経験は、後にも先にも初めてです。なぜ涙が出たのか、理由はわかりませんが、今となってはあのときのことすら懐かしく思い出されます。

## 抗ガン剤の副作用はやっぱり辛い

抗ガン剤治療の懸念点と聞いて、ほとんどの人が想像するのが、髪の毛や眉毛が抜けたり、吐き気が止まらなかったりするなどの「副作用」だと思います。

過去には、1994年に、抗ガン剤「塩酸イリノテカン」による「副作用死」が大きく新聞で報じられたこともありました。

もちろん僕も、抗ガン剤治療を始めるにあたって、発熱や吐き気、気だるさや脱毛などの副作用があることは覚悟していました。

しかし一方、昨今は医療の進歩により、副作用の軽い抗ガン剤が開発されているという話も聞いていました。

そのため、治療を始めるときには、副作用の心配よりも、「自分は生きられるのか、死ぬことになるのか」のほうがよっぽど重大な関心事でした。

ところが、抗ガン剤治療をスタートして数日経った頃、僕の体は、何の前触れもなく、突然、悲鳴を上げたのです。

最初に生じた副作用は高熱です。

悪寒がして熱を測ってみると、体温計には「39・5℃」と表示されていました。

それからほどなくして、強烈な腹痛に襲われ、10〜15分おきにトイレに駆け込むことになりました。

そして、まったく食事をとることができなくなり、点滴だけの生活になったので、体重は2週間で十数キロも減ってしまいました。

肌は油分がなくなり、枯れ木のようにガサガサかさかさになっていきました。


青白く、ゴツゴツと骨ばった顔。

深く刻まれた首筋のしわ。

ずっしりと窪んだ目元。

老人のようにほっそりとした腕……。

鏡で自分の姿を見るたびに、「自分は末期のガン患者なんだ」という事実を突き付けられました。

副作用でご飯が食べられない。

食べられなければ人間は死ぬ。

「自分はむしろ、抗ガン剤のせいで死ぬのではないか」

そんな恐ろしい妄想を幾度となく抱いたのです。


抗ガン剤治療による重苦しい日々は数か月にも及びました。

しかし、家では水素吸入療法、病院では抗ガン剤治療と、同時並行でおこなっていくうち、僕の体は次第に回復に向かっていきました。

そして、２０１７年６月にはガンが消滅。約７年が経った２０２４年６月時点においても、再発もなく元気に生活できています。


何がガンの消滅に功を奏したのか、僕にはわかりません。

「もしかしたら、運が良かっただけかもしれない」

そう思うこともあります。

ただひとつだけ確かなのは、「何がなんでも絶対に生き抜くんだ」という強い意志を持っていたことです。

この世界には、「一天地六の法則」というものが存在します。

「一」「六」とはサイコロの目のことで、サイコロを振って1の目が出たとき、自分にはその目しか見えていなくても、反対側には必ず6の目が存在していることを意味します。

つまり、ひとつの物事の裏側には、必ず別の見方も存在することを表している言葉です。

これを抗ガン剤治療に当てはめて考えると、副作用があまりにも辛くて視野が狭くなっているときの自分は、「抗ガン剤のせいで死ぬ」という未来ばかりに目を向けがちでした。

しかし、症状が安定しているときには、自分にとって楽しいことや人のためになることを考え、実践に移すことを大切にしていたおかげで、自分の体や治療に対して、さまざまな角度から考えることができました。

その結果、諦めずに闘病を続けることができたし、「絶対に自分は生き抜くことができる」と信じることができたと思っています。

## お金を出せば命は買えるのか？

「お金で命を買う」というと、犯罪めいた匂いを感じたり、非人道的な印象を受けたりしてしまうかもしれません。

ですが、僕が言いたいのはそういうことではありません。

ガン治療においては、「命はお金で買える」のです。

僕は、ステージ４の末期ガンだと告知されてから、徹底的に情報収集をおこないました。

病魔との闘いに打ち勝つためには、肺腺ガンの正体を十分に理解したうえで、ふさわしい戦略・戦術をとることが不可欠だと考えたからです。

調べてみると、ガンには「手術療法」「薬物療法」「放射線治療」の３大治療のほか、民間療法も含めると数えきれないほどの選択肢があることがわかりました。

そして、保険のきかない「自由診療」の治療費が青天井であることも知りました。

たとえば、２０１７年に乳ガンで亡くなったフリーアナウンサーの小林麻央さんにかけられた治療費は、１億円以上だったと言われています。

さらにある日、こんな情報が目に飛び込んできました。

「有名人が３０００万円もの大金を投じて『血液クレンジング』をおこない、ステージ４から生還した」という記事。

まさに、「地獄の沙汰も金次第」です。

「命はお金で買う」ものなのだろうか……？

さまざまな情報を仕入れていくうち、人の世の非情に虚しさを感じずにいられなくなりました。

しかし、これは紛れもない事実なのです。

ガン治療に関して、患者のみなさんに覚えておいてほしいことがあります。

それはどんなことかというと、ガン治療のイニシアティブを握っているのは、いつでも「あなた自身」だということです。

そして、イニシアティブを得るために必要なのは「お金」です。「地獄の沙汰も金次第」とは言い得て妙なのです。


「私はお金がないから、自分には関係ない話だ」と思う人も大勢いるかもしれません。しかし、今現在お金がないからといって、自分には関係ない話だとは思わないでほしいのです。

なぜかというと、「治療のイニシアティブを握っているのは私自身だ」という意識を持つだけでも、その瞬間からお金の使い方が変わってくるからです。

お金の使い方が変われば、お金の巡り方も変わってきます。

「金運はお金の使い方次第で上げられる」

「正しくお金を使う習慣が身についていたら、必要なときに必要な分だけお金が手に入る」

こんな言葉を聞いたことがあると思いますが、これは本当にその通りなのです。

お金はエネルギーなので、滞らせずに回すことで、必要なお金が自分に巡ってきやすくなります。

その結果として然るべきお金を持つことができたら、可能な範囲で、自分にふさわしい、自分に向いている治療法を追求してください。

僕の場合、がん研でガンの治療薬「オプジーボ」の治験をおこなう話を小耳に挟んだときから、希望する治療法は決まっていました。

「末期ガンを治せる薬かもしれない」という希望を直感的に抱き、オプジーボの治験に参加することを決断したのです。

また、それとは別に、先進医療のひとつである「水素吸入療法」を試してみることに決めました。

それもこれも、治療に時間とお金を投入できるだけの余裕があったからできたことです。

いざというとき、ガンと闘えるよう日頃から軍資金の準備を進めておくだけでも、辛い宣告を受けたときも、心を落ち着かせて、クリアな思考で作戦を練ることが叶います。

金銭的に余裕があれば、それだけでストレスも緩和され、万全な状態でガンと闘うことができるのです。

● 第4章 ●

# どうやって死を受け入れたらいいのか？

［ステージ4・死を覚悟する］

## 死は誰にでも平等に訪れる

ガンであることをインターネット上で公表して以降、同じくガンに罹患している人やその家族から、いろんな相談を受けてきました。

なかには、僕よりも状態が悪く、余命宣告されている人もいました。余命宣告されている人やそのご家族から、ポジティブな気持ちをキープする秘訣について聞かれることもありましたが、正直なところ、僕自身は余命宣告されていたわけではないので、そのとき、参考となる回答は何もできませんでした。

ただ、確実に言えるのは、人は誰しも必ず死ぬということです。

40代で余命宣告されたら、40代で死を受け入れることを余儀なくされますが、80代で宣告される人もいれば、反対にもっと若く、10代、20代で宣告される人もいます。

要するに、余命宣告は年齢に関係なく訪れるということです。

それでは、もし自分が余命宣告されたとしたら、どんなことを考えて、何をするのかと問われても、僕は今のところ、「わかりません」としか答えようがありません。

しかし、受け入れるまでに時間がかかったとしても受け入れるでしょうし、余命宣告された後も、自分らしく生きていくしかないと思います。

なかには、なかなか現実を受け入れることができず、毎日を暗い気持ちで過ごす人もいるかもしれません。しかし、宣告された直後はそうであっても、どこかで受け入れるタイミングが訪れるはずです。

残された日々に自分に何ができるか、何をすべきかを考えていくことはとても大切だと思います。

そして、このことは余命宣告されていないすべての人にも言えることです。

たとえばあなたが今、学生だとして、将来の夢に向かって努力することを先延ばしにして「そのうちやろう」と思っていたとします。

しかし、「そのうち」がいつなのかを決めなければ、いつまでも先延ばしにしっぱなしで、結局手を付けないまま50代、60代になってしまうこともあり得ます。はっきり言えば、そういう人のほうが圧倒的に多いように思います。

あなたの周りを見渡してみても、これが真実であることがよくわかるはずです。

死は誰にでも平等に訪れます。

ですが、有限の時間において何を成し遂げられるかは、その人の努力次第。

〝そのとき〟が訪れたときに自分の生き方を悔いることのないよう、日々、やりたいこと、そのためにやるべきことを考えて、それを実践していくことがとても大切なのです。

## 医者は「ガンが治った」と言えない

みなさんもご存じの通り、ガンは再発する可能性があります。
治療後、5年を経過しても再発しなければ寛解したとみなす「5年生存率」という言葉がありますが、実際のところ、5年以上経ってから再発することもあり得ます。

そのため、たとえ手術や薬物療法、放射線治療、免疫療法を経て現段階でガンがすっかり消えていたとしても、医者は「治った」という言葉は使いづらいのです。

僕は医療関係者ではないので、あくまでも推測でしかありませんが、もしも「治った」という言葉を使って、その後、再発したとしたら、患者から訴えられる可能性もあるのでしょう。

とはいえ、患者目線で見ると、自分の体のなかのガンが消えたことはとてつもなく大きな変化ですし、「治った!!」と声を大にして叫びたくなって当然です。

しかし、ガンを克服してうれしい気持ちが大きければ大きいほど、再発したときには気持ちが落ち込んでしまうかもしれません。

そのため、ガンが消えたときには素直に喜びつつも、「一度消えたからといって油断しないようにしよう」と肝に銘じることはとても大切です。

実際、僕のガンも治療を開始して半年も経たないうちに消え、よく人から「ガンが治って良かったね」と言われるのですが、僕自身、「ガンが治った」とは思っていません。

ガンが消えた。ただ、それだけ。

つまり、今は身を潜めているかもしれないけれど、いつ、またガン細胞が表舞台に現れるかわからないのです。

こういう話をすると、「一生、ガンにビクビクしながら生きていくなんてイヤだ」と思う人もいるかもしれません。しかし、そもそも人間の体にはたくさんの細菌やウイルスが住み着いています。「人間の体は9割が細菌でできている」という説もあるくらいです。

細菌やウイルスは、普段は大人しくしていますが、免疫力の低下などに伴い、いつ暴れ出すかわかりません。

それらの細菌やウイルスと、ガンは一体何が違うのでしょう。

今は姿が見えないけれど、ガンも体の一部。そう思ってしまえば案外と楽かもしれません。

## ガンが消えたことを知ったとき、どう思ったか？

僕自身が、ガンが自分の体からすっかり消えていることを知ったとき、どう思ったかというと、「びっくり！」としか言い表せないような気持ちでした。

治験を開始してわずか数か月後のことだったので、体感的には、風邪が治ったくらいの変化しか感じていなかったからです。

とはいえ、副作用の苦しさは尋常ではなかったので、「あの苦しみをもう味わわなくていい」ということに対する安堵感はありました。

ただ、治験自体は、ガンが消えたからといって終わりではありません。薬の有用性を検証するためにも、ガンが消えた後も、毎月、病院に通って検査を受けることは不可欠です。

場合によっては、ガンが再発することだってあり得るでしょう。だから、「消えて良かった」と思ったと同時に、「これからも健康でいられるよう、自分の体を今以上に大切にしていこう」とも思いました。

これはあくまで僕の推測でしかありませんが、僕は、自分が肺腺ガンにかかった原因は喫煙にあると思っています。ステージ4だと告げられる何年も前に喫煙をやめてはいましたが、僕は長年タバコを吸っていました。

タバコは決して体にいいものでないことは明らかです。年齢を重ねても健康な体でいたいなら、早々にやめるべきだと僕は思います。

とはいえ、タバコが大好きで「タバコをやめるくらいなら死んでもいい」と言う人もいるでしょうし、甘いものやお酒に関しても同じことが言えます。好きなものを好きなだけ楽しむか、健康を大事にするかはその人次第ですが、いずれにしても、後悔のないよう、よく考えて決めるといいのではないでしょうか。

## もしも再発の兆候を感じたら

幸い、今のところ再発の兆候を感じたことはありませんが、もしも再発の兆候を感じたら、僕だったら、迷わず治験を受けたがん研で診察を受けます。

「再発の兆候」が具体的にどんなものであるかは想像することしかできません

が、少なくとも、ステージ4と告知されたときと同じような症状を感じたら、その時点でがん研に直行すると思います。

そうではなく、たとえば頭が痛いだとか、なんとなく疲れやすいだとか、よくある不調であれば、まずはかかりつけ医に相談するでしょう。

結果的にステージ4と申告されたときもそうでしたが、僕は昔から、少しでも体に違和感があるときは、すぐに医療機関を受診するようにしています。

いわゆる〝ガン家系〟だということもあって、ちょっとした異変であっても、「大病かもしれないから早めに診察を受けて、もしも病気が見つかったらすぐに治療してもらおう」という考え方が沁みついているのです。

もちろん、検査した結果、何も異常が見つからないことも多いですし、放っておけば治る程度のただの風邪だということもあります。

でも、それでもいいのです。

たとえそうであったとしても、通院に要した時間や医療費が無駄になったとは思いません。医者に診てもらうことで「安心」を得られることは、それだけでも大きなメリットとなります。

「もしかしたらどこか悪いのかもしれない……」という不安な気持ちを抱えたまま毎日を過ごすことは、精神衛生上良いことではありません。

少しでも違和感があるなら、なるべく早く医者に診てもらうことで、毎日を気持ち良く過ごすことをおすすめします。

## どうしたらストレスを感じない生活を送れるのか？

ストレスはガンの原因になり得ると言いますし、ガンになった後も、ストレスを抱えて生活していると、治るものも治らない可能性は高いでしょう。

僕は医者ではないので、「ストレスは健康のために絶対に良くない」とまで言い切ることはできませんが、少なくとも、自分の人生を振り返ってみても、ストレスを抱えていていいことなど、ほとんどありませんでした。

もちろん、誰もが一目置くような結果を出すためには、大きな緊張感を保って仕事することも必要ですし、ライバルに負けた悔しさをバネにして、相手を打ち負かすまでの間にはストレスを感じることもあるでしょうから、全部が全部、悪いストレスだとは言いません。

ただし、毎日を気持ち良く過ごすためには、不要なストレスは抱えないようにしたいものです。


それでは、どうすれば不要なストレスを感じずに済むかというと、一番は、「我慢しなくていい我慢」をしないことです。

言いたいことを言わない、やりたいことをやらない生活を続けていると、気がつかないうちにもストレスは溜まってきます。

しかし、そうはいっても、現実的にやりたいことをやれないケースは多いでしょう。たとえば、「お金がない」「時間がない」ということも、やりたいことをやれない理由になり得ます。

でも、それを理由に諦めることを続けていたら、人生で手に入れたいものを手に入れることなんて不可能ですし、ストレスも蓄積される一方です。

なんとしても手に入れたいものがあるなら、ときには、「お金は後からどうにでもなる」と考えて、まず行動することが大切です。

そうした意識を持ち続けて、チャンスを逃さず、欲しいものを得ることによって、次第に運も向いてきます。そうすると、必要なお金が手に入りやすくなります。

その結果、万が一ガンにかかった場合も、お金をかけて、自分の望む治療を受けることができるのです。

## 「未来の約束」ができない不安をどうするか？

余命宣告を受けて、「明日死ぬかもしれない」「一年後生きているかわからない」という状態だとわかると、未来が見えないことに対して不安を抱く人もいるかもしれません。

しかし、そんな不安を抱く必要なんて、これっぽっちもありません。

なぜなら、未来がどうなるかなんて誰にもわからないのですから。

もちろん、「将来こうありたい」「10年後にこの目標を達成していたい」と考えて、そのための努力を続けることはとても大切です。

ですが、物事は計画通りに進むとは限りませんし、常に軌道修正していく必要があるものなのです。

そう考えると、余命宣告されたことも、軌道修正のひとつのきっかけになると言えます。たとえば「5年、生きられるかわかりません」と言われたら、その5年をどう生きていくか、考えるしかないのです。

と言っても、医師の言う通り、本当に5年後に死ぬとは限りませんし、場合によってはその5年の間にガンが消え去ることだってあるでしょう。

そうなったらそうなったで、そのときにまた、軌道修正すればいいのです。

「もうあと5年しかないんだ」とはなから決めつけ、明日のことを何も考えず、今この瞬間だけを生きられればいい、という考えにはあまり賛成はできません。

自分がどのように生きたいか、どっちを向いて進んでいきたいか。その方向性だけは、しっかりと定めておいたほうがいいでしょう。

自分がどこに向かって進んでいるのかがはっきりしていれば、余命宣告などの予想外なことが起きたとしても、「じゃあどうすればいいか？」の答えが見つかりやすくなります。

そうした軌道修正の積み重ねが、やがて天寿をまっとうしてこの世を去るとき、「ああ、充実した人生だった」と、納得できる一生につながるのではないかと思います。

## ガンで人生観がどう変わったか？

ガンを経験したことで、人生観が変わる人も多いかもしれません。

しかし、僕の場合はガラッと人生観が変わるようなことはありませんでした。

なぜかというと、もともと興味があることしかやれない性格で、常に、そのときどきのやりたいことに没頭し、目標に向かって突き進んでいたからです。

ほとんどの人は、「明日死ぬかもしれない」という経験をすると、「一日一日を大切に生きること」「大切な人に感謝の気持ちを伝えること」に意識を向けるようになり、後悔のない生き方を追求し始めます。

しかし本来は、「明日死ぬかも」という経験をしていようがいまいが、自分らしく生きることを大切にするべきなのです。


人は誰もが目的を持ってこの世に生まれてくると言われていますが、ほぼすべての人はその目的を忘れてしまっています。

そう考えると、ガンを宣告され、残された時間を告げられるということは、ある意味、ひとつのきっかけになります。

なぜなら、自分が生きる目的を、再確認することができるからです。

自分は何のために生まれたのか？

最後に誰と、どんな時間を過ごしたいのか？

この世に、何を残したいのか？

ステージ４のガンを宣告された経験は、僕に、こんなことを考えさせてくれました。

しかし本来なら、ガン宣告のようなきっかけがなくても、こうしたことを念頭に置きながら生活するのが理想です。

僕はガンを宣告されるまで、そんな当たり前のことをすっかり忘れていました。ガン宣告が僕にその大事なことを、思い出させてくれたのです。

自分はどのように生きていきたいのか？
周りの人や社会にどんな影響を与えたいのか？
そのために何ができるのか？
これらを考えることで、あなたの人生は、間違いなく大きく変わり始めます。

● 第5章 ●

# 不安を取り除く
# セルフディフェンス

［乗り越え方・強い意志の持ち方］

# どんな人間もメンタルをやられると弱くなる

僕は自他ともに認める「強メンタル」です。ですから普段、気分的にふさぎ込むことは一切ありません。

ビジネスで成功したり、書籍を出版したりすると必ずアンチも出てきますので、叩かれることもしょっちゅうですが、どれだけ叩かれても気に病むということはありません。そんなものは気にしていてもキリがないし、気にしている時間は無駄でしかないと思っています。

ですが、そんな僕でも、ステージ4のガンだと告知されたときだけは、気持ちがひどく落ち込みました。そのくらい、死を目の前に突き付けられることは、人間にとって大きな恐怖なのです。

では、なぜ僕が、ステージ4のガンを告知されたとき以外はメンタルの健康を保つことができるのか。あくまで自己分析ですが、斎藤一人さんの「つやこ49」を聴いていたからだと思います。

「つやこ49」とは、「銀座まるかん」の創設者・実業家として知られる斎藤一人さんがインターネット上で公開している説話です。ＹｏｕＴｕｂｅチャンネル「斎藤一人さんのお話集」で聴くことができるので、ぜひみなさんにも聴いてみてほしい。

ざっくりと概要をお話しすると、この説話では幸せになるためのコツや、健康になるためのコツがまとめられています。なぜ「つやこ」というタイトルがつけられているかというと、斎藤一人さんは、顔にツヤを出すことを守れば、必ず幸せになれると伝えているからです。

・貧相な顔では幸せになることはできない
・顔にツヤがあれば幸せを引き寄せられる
・一般的に運勢を左右するとされるホクロの位置などは関係ない

・最初はオイルなどを塗ってでもツヤを出していくといい
・何度も何度も顔にツヤをのせ続けると、オイルなどを塗らなくても自然にツヤが出るようになる

こういった説話の内容を見てもわかるように、斎藤さんは、誰もが幸せを自ら摑みにいくことができるとしています。

さらに、
・人の幸せを願い始めると人相が変わってくる
・人の幸せを願い始めると、うちから光がにじみ出てきて、ツヤに磨きがかかる
・人の幸せを願えば願うだけ人生がうまくいく
といったことも語られています。

また、人に幸せになってもらうための方法として、「遠くからあなたを見た人も幸せな気分になれるよう、アクセサリーは大きいものを選ぶ。ただし、高価なアクセサリーである必要はなく、数百円のものでもいい」などのすぐに実践できる方法まで紹介されています。

僕が「つやこ49」を知ったのは今から約18年前のことです。話を聴いて「確かにそうだな」と思えたし、わかっていたことで再認識したことも、動画を通して理解して受け入れたこともあります。

ですから「メンタルを強くしたい」「弱い自分を変えたい」と思っている人には、この動画をおすすめします。

ただし、動画を観たからといって万人が万人強くなれるわけではありません。たとえば、何を見ても、どんな言葉を聴いても心に響かず、「鬱っぽくて何もやる気がしないんです」という人もいるでしょう。

そういう人を強制的に奮い立たせることは、はっきり言って不可能です。だから僕は、周りの人たちが、どうにかして本人を立ち上がらせようとする必要はないと思います。

なぜなら、今の日本の制度は、仮に本人が仕事を辞めて自分で生活費を捻出できなくなったとしても、国がちゃんと面倒を見てくれるのですから。「家族としては放っておけない」と思うかもしれないけど、逆に手を貸しすぎることが悪い結果をもたらすこともあるのです。

それに、落ち込む原因を作っているのは、多くの場合、自分自身です。

もし、ＳＮＳに投稿されたリア充の人物とみじめな自分を比べたり、思わぬ誹謗中傷に遭ったりと、そうしたことが原因で落ち込んでいるのなら、「インターネットの情報を見ない」ことはもっとも確実な鬱回避の方法です。

これだけスマホが普及した世の中において、インターネットを絶つことは簡単なことではありませんが、心の平穏や真の幸せを手に入れたいなら、勇気を出して自分を変えてみることも必要です。

## 笑うとガンがなくなるのか？

「口角を上げて笑うと免疫が上がってガンがなくなる」という説を耳にしたことがある人は多いのではないでしょうか。

しかし、これに関しては、僕は信ぴょう性が低いと感じています。

だからといって、人に会うときにいつも不機嫌な表情を浮かべていてもいいかというと、まったくそうは思いません。

少々きつい言い方をしますが、打ち合わせなどで対面した相手が暗い顔をしていたら、「そんな顔を見せるくらいなら出てくるなよ！」としか思いません。せっかく時間を作ってくれている相手に対して失礼ですよね。

どうしても人と接するのが辛いのであれば、事情を説明して約束の日時を変えてもらったり、その仕事を誰かに代わってもらったりするのが正解です。

そうしたことによって仕事を干されるなどのリスクが大きい場合は、約束は守りつつも、仕事後に身近な誰かに話を聴いてもらうなどするのも一手です。

また、「いつも笑顔でいるのがいいのか」というと、これに関しても僕は否定的な考えです。

ビジネスのうえでは、ときに駆け引きが必要ですし、またときには、相手に舐められないように毅然とした態度を崩さないことも大切です。

僕の常套手段は、「何を考えているかわからない雰囲気を醸し出す」ということです。フレンドリーになりすぎず、一定の距離感を保つことで、相手から敬意を払ってもらえる場合が多いからです。

いずれにしろ、相手からどう見られたいかを考えたうえで、自分で自分の感情をコントロールすることはとても大切なことです。

普段からこのことを意識していれば、ガンをはじめとする重病を告知された後も、比較的楽にメンタルを安定させることができると思います。

## 睡眠が免疫力を上げる

一般に、十分な睡眠をとることで免疫力が上がると言われています。これは、「十分な睡眠をとる＝長時間寝る」という意味ではありません。

僕自身、ガンが消えたということは、治療の過程でそれなりに免疫が上がってきたからだとは思うのですが、ガンを告知される前もされた後も、睡眠時間は変わっておらず、平均して4時間程度しかとっていません。

僕は寝る時間と起きる時間を決めてはいませんが、大体朝5時から6時くらいに寝て、9時に起きる生活を続けています。

ガンの前も後も同じ生活をしているにもかかわらず、免疫が上がっている（かもしれない）と考えると、健康のために、必ずしも長時間の睡眠が必要であるとは言い難いでしょう。

ただ僕の場合、「睡眠の質」は悪くないと思っています。寝具や寝室環境にこだわっているということではなく、起きている時間に好きなことに没頭しているから、ほとんどストレスがない状態で深い眠りにつけているように思います。

反対に、やりたいことをやれず、悶々とした気持ちを抱えたまま布団に入ると、なかなか熟睡することができません。それくらい、僕にとっては「自分がやりたいことをやる」「思い通りに生きる」ことが、もっとも大切なことなのです。

これは僕に限らず、自分で自分に制限をかけず、やりたいことをやりたいだけやることは、ストレスを溜めないために有効だと思います。それができていれば、たとえガンになったとしても、病気に負けることなく、闘うことができると信じています。

もちろん、「ストレスを溜めない生き方」は、人それぞれで、一人ひとりまるで違うでしょう。

たとえば、今の僕はほとんど家から出ることもなく、食事中と睡眠以外はほぼＴｉｋＴｏｋに時間を費やしています。ＴｉｋＴｏｋにまったく興味のない人からしたら、そんな生活は絶対イヤでしょうし、「なんて不健康なんだ」と思う人もいるかもしれません。ですが、それが自分にとっての理想の生活で、もっともストレスを感じない生き方なのです。

結局、自分が生きたいように生きるのが一番いいのです。

とはいえ、生きていくためには生活費を稼ぐことが必要ですし、自分ひとりの生活ではなく、家族の生活も支えなければいけないという人もいるでしょう。そのために、やりたくないことをやらなければいけないときも必ずあります。

それでも、「自分にとっての幸せとは何だろう？」と常に考え、ストレスを減らすために自分にできることを考えていれば、少しずつでも人生は良くなっていきます。

実際、僕自身もそうでした。過去には植木屋や美容の仕事に従事していたことがありますが、そのときは今のように十分なお金もないし、自由なんてありませんでした。

だけど、自分が本当にやりたいものに出逢ってからは、夢中になってそこに時間を費やしたことで人生が変わっていきました。

その結果として、ガン治療にも躊躇なく大金を投じられるほど、お金にも不自由しなくなり、現在があるのです。

## 医者の言う通りにすればガンは治るのか？

ガンの治療に関して、すべて医者が正しいかというとそうとは限りません。

そもそも、ガンが見つかったとき、余命を宣告されるまでに進行していたら、治る確率は限りなく低いと考えられるでしょう。

また、運良く初期のステージで発見できたとしても、医者によって治療方針が異なる場合もありますし、どの医療機関を選ぶかによっても治療内容が変わり、「治った」「治らなかった」と結果が分かれることがあるかもしれません。

正直なところ、どんな医者を選べばいいのか、どの治療法や医療機関を選べば治る可能性が高いのかなどは、僕は医者ではないのでわかりません。

インターネットで検索すれば、それなりに情報やデータが出るかもしれませんが、それを信じていいのかもわかりません。

ただ、ひとつだけ言えることがあります。

それは、「選ぶのは自分」ということです。

自分で医者を選び、その結果として、期待する治療成果を得られることもあれば、得られないこともあります。

どっちに転んだとしても、すべては自分次第なのです。

医者を選ぶにあたってできることとしては、さまざまなデータを参照したり、ガン経験者やその家族に話を聴いたり、インターネットで口コミを検索したりするといったことが考えられます。

しかし、どれだけ時間をかけて選んだとしても、望み通りの結果を得られるとは限りません。

それでも、望み通りの結果を得る確率を少しでも上げたいなら、日ごろから「直感力を磨く」ことを意識して、勘を鍛えておくことが有効だと思います。

なぜなら直感力を上げる方法については、第6章の「直感力を磨く方法、運気を上げる方法は?」で詳しくお話ししますが、直感力が磨かれれば、理由はなくとも本能で明るい未来の道を選べるからです。

いざというときだけ、直感力を発揮しようと思っても無理な話。日ごろからの積み重ねが大事なのです。

## 不安でじっとしていられないときは？

ガンだと告知されたら、普段どんなことがあっても冷静さを保てる人であっても、不安な気持ちが押し寄せてくることを感じずにはいられないでしょう。不安のあまり居ても立ってても居られなくなる心境は、僕にもよくわかります。

多くの人は、まずは少しでも治療の成功確率を上げたいと、インターネットを駆使して有益な情報を探し求めるのではないでしょうか。

さらに、周りに話を聴いてもらいたいと考える人も多いでしょう。

「不安な気持ちを聴いてほしい」と願うだけでなく、「ガン経験者に有益なアドバイスを求めたい」というケースもあるでしょう。

それによって少しでも気持ちが落ち着くなら、話を聴いてくれる人のもとを訪れてもいいと思います。たくさんの人に話を聴いてもらって情報を収集したいなら、ＳＮＳなどを通して不特定多数に意見を求めてもいいかもしれません。

ただ、たくさんの人の話を聞けば聞くほど、自分の意見を見失いそうだ、という場合は考えものです。

誰かの声に惑わされることなく、選択権は常に自分にあることを意識することはとても大切です。

しかし、アドバイスをくれる周りの人間は、そんなことはお構いなしに自分の考えを押し付けてきます。

実際、僕がガンを公表したときもそうでした。

特定の食べ物やサプリメントを勧められたり、宗教に勧誘されたりといったことも、二度や三度ではありませんでした。

勧められたものを自分がいいと思い、自分で選択するのであれば、科学的根拠のない治療であろうと宗教であろうと受け入れて問題ないと僕は思いますが、相手の勢いに負けてなんとなく流されてしまうことは良くありません。

もしも、誰かに勧められたものを受け入れた結果、ガンがさらに進行したら、勧めてくれた相手を恨んでしまいますよね。

そうした事態を避けるためにも、不安な気持ちを静めるためにみんなに意見を聞くことがあっても、その意見に従うかどうかは必ず自分で決めることをおすすめします。

## ガンになったら生活パターンを変えたほうがいいのか？

健康にいいとされることはいくらでもありますが、その全部を生活に取り入れることはほぼ不可能です。

そもそも、肉ひとつとっても、「肉の食べすぎは良くない」という人もいれば、「肉をたくさん食べていたほうが元気だ」という人もいますので、何が本当にいいことなのかわかりません。

一般的に健康にいいと言われていることであっても、自分には体質的に合わないということだってあり得るでしょう。

しかも、最近はとにかく糖質が悪者扱いされていますが、病院食なんて糖質のオンパレードです。

一汁三菜が基本だし、医療機関によってはゼリーやビスケットをはじめとするおやつを出すところもあるくらい。糖質オフもへったくれもあったもんじゃありません。

それを残さず食べるかどうかは患者次第ですが、医療機関によっては完食を勧めてくるところもあるでしょうから、患者の意思ではどうにもできないかもしれません。僕の場合は、「医者の方針に従う」と決めていたので、基本的に、出されたものはありがたくいただきました。

ただし、治療方針については医師に従っていたものの、自分でも試せるものに関しては、個人的に積極的に試していました。

一番熱心に摂取していたのは、水素とタヒボ茶です。

水素に関しては、吸引もサプリの服用もおこないましたし、水素を溶かした湯船に浸かることもしていました。

それらが効いていたかどうかはわかりませんが、自分のガンが消えて以降、身近な友人や知り合いがガンになったと聞くと、水素のサプリメントや吸入器を送ったり、勧めたりしています。

だけどもちろん、実際に試すかどうかは受け取った本人が決めることなので、試用を強要することはありません。

これは、相手が誰であっても同じこと。

もし自分の家族がガンになって、「治ってほしい」という思いが強かったとしても、すべての選択は本人に委ねるべきだと思います。事実、いかなるときでも人生における選択権は本人にあるものなのです。

つまり、ガンになってから生活パターンを変えるかどうかも自分次第。どちらの選択肢を選んでも「正解」ということはないので、自分の思う通りの人生を歩めばいいのです。

そういう意味で、肺ガンと告知されてもタバコを吸いたいなら吸えばいいし、糖尿病と診断されてもラーメンを食べ続けるのは個人の自由です。

ただし個人的には、タバコは百害あって一利なしですから、やめるに越したことはないと思います。

## 神頼みは有効か？

「病気になったら神頼みは有効だと思いますか？」と聞かれることがあります。

僕は神様ではないので「わかりません」としか答えようがありません。

日本全国には、「○○に効く神社」がさまざまに存在しますし、実際にその神社に参拝したら治ったという話を聞くこともあります。

しかし、本当にその神社に行ったから治ったのかどうかは誰にもわからないことです。

僕はステージ4のガンが消えるという体験をしましたが、それだって、実際のところ治験薬が効いたのか、水素が効いたのか、タヒボ茶が効いたのかはわかりませんし、もしかしたら、遠い昔に参拝した神社の神様が力を貸してくれたのかもしれません。

僕だけでなく、ほとんどの人が、ガンが消えるなどの奇跡的な体験をしたとき、なぜそうなったのかを科学的に証明することはできないのではないでしょうか。

「治験薬が効いた可能性が高い」
「水素もいい具合に作用したと思う」
「タヒボ茶の相互効果もあるかもしれない」
その程度の見解を述べることはできますが、確証は持てません。

同じように、「あの神社に参拝したから治った気がする」「神様が私の願いを聞き入れてくれたようだ」と考える人はいるでしょう。

それはそれでいいと思いますし、拠り所があることで、実際に心の平穏を得られる人もいるのだと思います。

僕自身に関していえば、日ごろから神社仏閣を参拝する習慣はありませんが、知り合いの風水師にそのときどきの運気をみてもらうことはあります。

だけど、自分の考えと反することを言われたときに、そのアドバイスに従うことはほとんどありません。

風水をはじめとする診断は、あくまでも参考程度に留めておくのが、自分にとっては心地よい距離感だと思っています。

## 同じ悩みを抱える友達を持つことの意義

怪我をしたり病気にかかったりしたとき、同じ経験をした人や、今まさに同じ経験をしている人と、不安な気持ちを吐露し合ったり、情報を共有し合ったりしたくなるのはごく普通のことです。

怪我や病気だけでなく、たとえば身近な人の死やパートナーの浮気などに悩まされている人は、同じ経験をしている人に話を聞いてもらうだけでも、「こんな辛い思いをしているのは私だけじゃないんだ」と心強く思えるものです。また、辛い気持ちを乗り越える方法やコツを知ることで、自分を鼓舞することができるでしょう。

反対に、自分が相手を励ます立場に立つ人も多いと思います。

骨折して自由に動けずストレスを溜めている人がいたら、「焦る必要はないよ。自分は歩けない期間を利用して、〝積読《つんどく》〟しっぱなしだった本を全部読めたよ」と声をかけて励ますことができるでしょう。

浮気されているかも……と不安になっている人がいれば、「証拠は全部記録しておいて、しかるべきときに慰謝料を請求できるようにしておいたほうがいいよ」などと、アドバイスすることもあるかもしれません。

僕もどちらかといえば後者でした。

周りにはガンを患っている友人はいませんでしたが、知り合いの知り合いが末期ガンであることをテレビのニュースで知ったときには、その人につないでもらって話をしに行ったこともあります。

その人に対して特別な思いがあったというわけではありませんが、同じ病気を経験した僕だからこそ、できることがあると思ったのです。

そう考えると、どんな経験であれ、経験することで誰かの役に立てる可能性があるということ。人生において無駄なことはないんだなと思います。

## 死は平等に訪れる。ちょっと順番が違うだけ

生きていると不平等を感じることは多々ありますが、時間だけは誰にでも平等に与えられます。

1日は24時間、1年は365日。そのサイクルを何度か繰り返し、やがて死を迎えることも誰しもに共通していることです。

もちろん、寿命は人それぞれなので、死ぬのが早い遅いの違いはあります。平均寿命より長く生きる人もいれば、志半ばで若くして絶命する人もいます。

自分が早死にするか長生きするかは誰にもわからないことですし、当然、いつまで生きることができるのかもわかりません。

あるとき突然、自分の残された時間があとわずかだと知らされることもあり得ます。

僕がステージ4と告知されたときも、まさにそうでした。

ステージ4だと聞かされて、「自分にはもう後がないのか……」。そんなふうに思いました。

それまで、死というものについて真剣に考えてこなかった自分にとっては、大きな衝撃だったことは間違いありません。

あのとき人生で初めて、「自分はいつか死ぬのだ」ということを思い知らされました。

しかし、ガンの経験を経た今では、半分冗談・半分本気ですが、もういつ死んでもいいかなと思うようになりました。

決して投げやりになっているわけではありません。

一度死を目の前に突き付けられたことで、「生きている間にやりたいこと」を常に考えるようになった結果、僕は一日一日をそれまで以上に全力で生きるようになった気がします。

人によっては、「生きている間にやりたいこと」を叶えるために、短期や中長期の目標を設定して、一歩一歩着実に前進していく人もいるでしょう。

しかし僕の場合は、進むべき方向性だけは決めているものの、「いつまでに」「どこまで物事を進めるか」については、「毎日、できるところまでやりたい」というくらいで、漠然としか考えていません。

２０２４年現在に関していえば、ＴｉｋＴｏｋにハマっているので、とにかく寝ても覚めてもＴｉｋＴｏｋに没頭しています。常に全力投球しっぱなし。瞬間瞬間でやり残していることがないから、「いつ死んでも後悔することがない」と言い切れるのです。

僕のような生き方が性に合っている人もいれば、綿密に計画を立てて、その計画通りに物事を進めていくのが向いている人もいるはずですし、ひとつの目標を達成するたびに次の大きな目標を立てるという人もいるでしょう。

また、夢や目標を叶えることより、一日一日を丁寧に生きていくことに喜びを感じる人もいると思います。

どんな生き方であれ、自分が心地よいと感じるならそれが一番。

人はいつか死ぬ。

そしてそのときはいつ訪れるかわからない。

このことをしっかりと心に刻んでおくだけでも、万人に平等に与えられる時間を、より大切に思えるのかもしれません。

● 第6章 ●

# 逆境が教えてくれた ビジネス成功の方程式

［仕事に活かす］

## 健康でいられるのは幸せなこと

ほとんどの人は病気になったときに初めて、健康のありがたみを知ります。頭が痛い、おなかが痛い程度の軽い不調に悩まされたときでさえ、「健康だということはなんと幸せなことなのだろう！」と実感する人は多いでしょう。しかしそれでも、不調が治った途端に、再び不摂生な生活に戻ってしまう人も多いものです。

一番わかりやすいのが、二日酔いです。ひどい頭痛や吐き気に襲われて、「もう二度とお酒は飲まない」と断言したはずが、飲みの席に連れて行かれると、いとも簡単にその誓いを自ら破ってしまいます。迎え酒までしてしまう人だっているくらいです。

そんな生活を続けていたら、最終的に大病を患っても仕方のないことです。

若いうちであれば、少しくらい無理をしてもリカバリーが利くかもしれませんが、年齢を重ねるとそうはいかなくなります。

そうなったときにようやく生活を見直しても、以前のように、「不調ゼロ」の体に戻ることは難しいでしょう。

僕自身、日ごろから小さな不調で悩まされることがよくあります。頻繁に悩まされているのはこむら返り。特に朝方に足がつることがしょっちゅうあります。

強烈な痛みで目が覚めて、「なんで朝っぱらからこんな目に遭わなきゃいけないんだ……」と言いながら足を押さえている時間は生き地獄。痛みが過ぎ去るたびに、「どこも痛くないというのは幸せなことだなあ……」と思わされます。

そう。健康であるというのは本当に幸せなことです。

これまでに大病をしたことがないという人にとっては、健康であることは当たり前かもしれませんが、実際はそうではありません。頭痛や二日酔い、肩凝り、腰痛が慢性的な症状になっただけでも、非常に辛いものです。

健康であれば、仕事もプライベートも全力で楽しめる。

このことを肝に銘じて、普段から自分の体をいたわる習慣を身につけておきたいものです。

## 人から信頼されることの大事さを考えるようになった

ビジネスをおこなううえでは、人から信頼されることがとても大切です。信頼されていなければ、仕事を任せてもらうことができませんし、人を紹介してもらうこともできません。

では、どうすれば信頼を得ることができるか。

大事なことは「継続」です。

僕は、世の中で一番大切なことは「継続すること」だと思っています。なぜなら、何事も中途半端に投げ出す人間は、〝口だけ番長〟だからです。口だけ番長ほどカッコ悪いものはありません。僕は絶対に口だけ番長にはなりたくないので、自分で「やる」と言ったことは必ずやり遂げます。

どんなに時間がかかったとしても、途中、どんな困難に見舞われたとしても、必ず最後までやり遂げると心に決めています。

それができなかったら、周囲からの信頼を得ることはできません。

ただ、たとえば予期せぬタイミングでガンが見つかるなどした場合、人によってはすぐに入院し、手術が必要なこともあるでしょう。ほかにも突然の不幸や災難など、不測の事態は起こり得ることです。そんなときは約束を守ることができなくても仕方がありません。

しかし、継続することを習慣化して、周りからの信頼を得ていれば、そうした不測の事態にも、周囲の理解やサポートを得ることができるのです。これは僕自身の経験から、自信を持って言えることです。

## 「捨てる決断」ができるようになると人生が好転する

一時期、「断捨離」という言葉が流行りました。

今でもこの言葉はメディアも好んで使っていますが、僕が言う「捨てる決断」は、家に溜まった服や本を捨てる決断をするということではありません。ビジネスで成功するために必要な「捨てる決断」とは、これまでのやり方、これまでの考え方を捨てることです。

たとえば、年収を200万円上げたいとして、これまでと同じ仕事を続けていたら、その希望は叶えられるわけがありません。

あるいは、あなたが会社員で、趣味で長年続けてきたものがあり、そのプロフェッショナルになる夢が諦められないとします。それでも会社員という立場を捨てずに、仕事が休みの日だけ、ほんの少しの努力を続けていただけでは、夢の実現には程遠いことは火を見るよりも明らかです。

これまで努力を続けてきたにもかかわらず、期待した結果が出ていないのなら、「そのやり方では通用しない」ということです。

それなのに、なぜ大半の人はやり方を変えることなく同じことを続けているかというと、「捨てる決断」ができないからです。

「今のままの人生ではつまらない」「自分を変えたい」と本気で思っているのなら、まずは捨てることを決断してください。

今の仕事や地位を捨てることは、簡単なことではないかもしれません。誰にでもできることではありません。

しかしだからこそ、それができる人は大きく飛躍することができるのです。

## 忙しさは自分で作り出している

多くの場合、「忙しさ」は自分で作り出しています。

ほとんどの人は、その日にやるべきことや、やらなくてはいけないことがありますが、その一つひとつをこなすことを「忙しい」と感じるかどうかは自分次第だからです。

一日のスケジュールが、気乗りしない仕事で埋まっていると、朝から「ああ、今日も一日忙しい」と憂鬱な気分になることはありませんか？

しかし反対に、朝から晩まで予定が埋まっていたとして、その予定が好きな人とのデートだったり、欲しかったものの買い物だったり、楽しみにしていたレストランでの食事だったりすると、「今日は充実した1日を過ごせそうでうれしいな」と思うのではないでしょうか。

「あれもやらなきゃ、これもやらなきゃ」ということばかりで「自分の時間が全然とれない」と感じるとき、多くの人は、〝あれ〟に対しても〝これ〟に対しても「楽しい」という気持ちを抱いていません。

そんなにイヤなことばかりで1日が埋まっているなら、「やらなければいけないこと」に対する意識を変えてみるのはどうでしょう。

たとえば、その「やらなきゃいけないこと」をやることによって、「どれだけ新しい知識を身につけられるか」「どれだけチャンスが広がるか」「どれだけ新しい人と出逢えるか」などと、「未来に自分が得られること」に意識を向けるだけでも、気持ちの持ちようが変わってきます。

また、とにかく仕事が忙しいビジネスマンなら、「朝から会議、そのあと資料を作って、午後には得意先回り。夜には接待、家に帰れば妻の愚痴を聞かされ、週末は子どもの相手。ああ、どうしてこんなに忙しいんだ！」と嘆くこともあるでしょう。

そんなときも、「忙しい」ことにフォーカスするのではなく、1日のなかの心地よい時間、幸せな時間に意識を向ければ、気分もずいぶん変わってきます。

「上司に評価された」「得意先といいコミュニケーションができた」「子どもの成長を実感できた」「仕事が忙しいからこそ家庭のありがたみが感じられる」など、多忙な生活のなかにも、必ず何かしらの「幸せ」はあるはずです。

「忙しいばかりの毎日」に目を向けるか、あるいは、「忙しい毎日のなかにちりばめられた、ささやかな幸せ」に着目するか。

それだけでも、日々の過ごし方は大きく違ってきます。

## 相手を喜ばせるのは意外にも簡単

人の役に立つことをしたり、人を喜ばせたりすると、そのおこないは巡り巡って自分に返ってくると言われています。それは実際、その通りです。

それなのに、なぜ多くの人は、人の役に立つこと、人を喜ばせることを積極的におこなわないのでしょうか。

理由として、「自分のことで手いっぱいで人のことまで考える余裕がない」「自分の生活がカツカツなのに、他人のためにまでお金を使えない」など、時間的・金銭的余裕のなさを挙げる人は少なくありません。

しかし、人のためにできることのなかには、時間もお金もかけずにできることがたくさんあります。

たとえば、X（旧Twitter）やFacebookの投稿に「いいね」を押すことでだって、投稿した人を喜ばせることができます。「いいね」は誰でも無料でできますし、「いいね」ボタンを押すのに1秒もかからないはずです。

そんなことは誰にでもわかっていることなのに、ほとんどの人は、SNSのチェックで投稿が目に入っても、手を止めずにそのままスクロールしていきます。

なかには、「自分が尊敬している人の投稿以外には絶対に『いいね』しない」「自分の投稿に『いいね』してくれた人にしか『いいね』しない」という人もいます。いや、むしろこういったスタンスの人が大半ではないかと思います。

その考えを貫きたいならそれでもいいのですが、そういう人は得てして、何事においても周囲を見下し、自分から相手を褒めない傾向にあるものです。


ここで目線を変えて、自分が誰かに「いいね」されたときのことを想像してみてください。

たとえば、日ごろ会う機会は少ないけれど、頻繁に自分に「いいね」してくれる人がいたら、よほど嫌いな相手でない限り、そんなに悪い気はしませんよね？

「この人は自分のことをちゃんと見てくれているんだな」と思う場合がほとんどだと思います。

しかもなかには、あなたが「いいね」を返さなくても、いつも「いいね」してくれる人もいるのではないでしょうか。

ここでは、もっとも極端な例として、無料かつ1秒かからずできる「いいね」を取り上げてみましたが、人のために何かをすること、人を喜ばせることは、そんなに難しいことではありません。

「自分にとってメリットがある人のためにしか、時間もお金も使いたくない」という考えであっては、真に人の役に立つことはできません。

そんな人は、逆に自分が他人から何かをしてもらえることも期待できない、と思ったほうがいいでしょう。

## 仕事の目的を「お金」ではなく「やりがい」にする

仕事の目的は人それぞれです。

「しっかり稼いで家族に安心して毎日を暮らしてもらうため」という人もいれば、「少しでもお金を手に入れていい暮らしがしたいから」という人もいるでしょう。

また、「やりたいことを実現する」「自分の能力を試す」ことを目的として掲げている人もいるでしょう。

僕の場合はどうかというと、そもそも仕事に対して「仕事をしている」という感覚がありません。

自分の好きなことを、遊びのように続けてきた結果、生きていくのに十分すぎるお金を得ることができたからです。

僕の場合、成功すれば大きなお金になる可能性が高いこと（仕事）を「好き」「やってみたい」と思う傾向にあるので、その点においては、自分はラッキーだったなと思います。

では、たとえば僕がやっていることを、「好きだから」「やってみたいから」といって誰かがそのまま真似したら、僕と同じように稼ぐことができるかというと、そうとは限りません。

稼ぐためには、いくつかのポイントを押さえなくてはなりません。

そのなかでももっとも重要なことが、「マネタイズを考えること」です。

たとえば、僕は社長という立場なので、やりたいことを「やる」と決めたら、すぐにでも始めて収益を得るような仕組みを構築していくことができます。

しかし、企業の一社員として働いている人が、やりたいことをやってお金を得ようと思ったら、まず、どんなことをやりたいのか、自分はなぜそれをやりたいのか、それは自社にとってどういうメリットがあるのかなどを資料にまとめ、その後、稟議《りんぎ》を通す、というステップを踏まなければなりません。さらに、稟議が通って収益につながったとしても、自社に入ってきたお金が全部自分の懐に落ちるわけではありません。

本業とは別に副業として始める方法もありますが、その場合、会社員は時間の捻出がネックとなることがあります。

そう考えると、まずは起業して、自分がやりたいことを追求していくほうが、大きな成果を得ることができる、とおわかりいただけると思います。

もちろん、誰にとってもその選択肢がベストというわけではありませんし、所属している企業が大好きで、企業にとってもプラスになることをやりたいという人もいるでしょう。

いずれにしても、やりたいことがあるなら、どうすればそれを実現できるか、やりがいを持って仕事に取り組むことができるかを一度じっくりと考えてみてもいいかもしれません。

## 辛い経験は、１０００人の人を救う経験になり得る

闘病に限ったことではありませんが、人生における辛い経験は、後々、誰か

の役に立てることができます。

自分の経験を話すことによって、誰かに「救われた」と思ってもらえることもあれば、苦難を乗り越えた方法を伝授することによって、実際に誰かを救えることもあります。


ただし、伝授された本人が、実際にその通りにやってみるかどうかは関係ありません。

実践するしないにかかわらず、人生において同じ課題が与えられた人の、ひとつの経験を聞くことができるというだけで、本人にとっては大きな意味があるのです。

それに、誰かの経験談を聞いた結果、それよりもさらにいい解決方法を思いつく場合だってあるでしょう。

たとえば僕は、ガンだと告知されてから、治験に参加したほか、主に水素とタヒボ茶の摂取をおこないましたが、それを聞いた人が、水素やタヒボ茶について自ら調べた結果、さらに魅力的なサプリメントや、試してみたい健康食品に出逢うことだってあると思います。

要は、自分の経験を伝えることによって、相手に前向きな気持ちを持ってもらうことが大切だということ。

もちろん、辛い思いをしていた相手が、前向きに、希望を持って物事に取り組めるようになれば、経験を伝えた側も、さらにポジティブな気持ちを持つことができるようになるでしょう。

この場合も、相手を喜ばせたときと同じように、巡り巡って自分に返ってくる、ということだと思います。

## 直感力を磨く方法、運気を上げる方法は？

ステージ4と宣告された後、僕は自分の意志で、国立がん研究センターで治療することを選び、治験に参加することを決めました。

プラセボに当たらなかったことも功を奏し、僕はガンを消すことに成功しました。

がん研を選んだこと、治験に参加したこと、オプジーボを投薬してもらえたことの3つがそろわなければ、この結果は得られることはなかっただろうと思います。

そう考えると、普段から直感力や運気を磨いておくことがいかに大切であるかがわかります。

でも、直感力や運気を磨くなんて無理なのでは？

勘の良さも運の良さも、生まれ持ってのものじゃないの？

多くの人がそう思うかもしれません。

しかし、僕はそれに異論を唱えます。直感力も運気も、自分の努力次第で磨かれるものだと思うからです。

では、どうすれば直感力や運気を磨くことができるかというと、まず、引き出しを増やし続けることが必要です。

周りの人の価値観を否定して、自分の価値観だけで生きている人のもとに、運が集まってくることはありません。何をするにも凝り固まった考えで、同じ手法ばかり使っていては、直感力が磨かれることもないでしょう。

そしてもうひとつ大切なことは、「与える」ことです。

自分の欲を満たすためだけに生きている人のもとには、運は集まってきません。人に喜んでもらうためにどうすればいいかを考えることがなければ、直感力だけでなく思考力にも磨きがかかりません。

誰かのために行動している人のもとには運が集まってきやすいですし、自分のためだけに生きていては考えつかないいいアイディアも、浮かびやすくなるものです。

こういう話をすると、すぐに「スピリチュアルの話だよね？」と一蹴する人がいますが、実際に世の中はそういうふうにできているのです。

たとえば、TikTokライブはまさにこの仕組みを反映していると思いませんか？

TikTokをやったことがない人のために説明すると、TikTokでは、動画配信をおこなっている「ライバー」に対して、視聴者が応援の意味を込めて「投げ銭」と呼ばれるギフトを贈ることができる機能があります。

投げ銭機能を使うためには課金が必要で、ライバーは受け取った投げ銭を換金することが可能です。

この仕組みを知ると、「結局応援しているほうがお金を散財するシステムでは？」と思うかもしれません。

しかし、それだけではありません。

多くのライバーは、特に配信を始めたばかりの頃は、自分のことを知ってもらうために、まず、不特定多数の人の配信を覗きに行き、投げ銭をしたうえで、「自分のライブもぜひ観にきてくださいね」とコメントを残すのです。

つまり、まず相手に与えることによって、後々自分も「与えてもらえる」という構図が成り立っているというわけです。

実際、僕自身も今はライバーとして多くの投げ銭をいただいていますが、配信を始めたばかりの頃にまずやったことは、２０００万円分の投げ銭の購入でした。

自分から投げ銭することで、後々、それ以上のお金を回収できる可能性があると考えて投資したというわけです。

ただ、まず自分が投げ銭すれば、必ずそれ以上の額を回収できるかというとそうではありません。

最初に与えることで、それ以上のものを与えてもらえるようになるためには、「どうすればみんなに喜んでもらえるか」を考えることが絶対に必要です。

ＴｉｋＴｏｋに関していえば、「どんな動画ならみんなが楽しんで観てくれるかを考える」ということです。

手に入れたいと思う金額が大きければ大きいほど、目標とする視聴者の数が多ければ多いほど、達成には時間がかかります。

しかし、達成までの過程において、なかなか結果が出なくても試行錯誤することによって、直感力も運気も磨かれていきます。たとえ目標にあと一歩届かなかったとしても、得るものがとても大きいことは間違いありません。

また、ＴｉｋＴｏｋをやったことがなくてピンとこないという人でも、これまでの人生を思い返してみると、先に〝与えた〟ことによって、後々それ以上のものが返ってきたという経験は誰しも必ずあるはずです。

たとえば、友達と2人で飲みに行って、「今日はおごるよ」と相手の分まで出したところ、忘れた頃にうれしいお返しをもらった経験はないでしょうか？

愛情を与え続けたペットが、自分が辛いとき、悲しいときに常にそばに寄り添ってくれたという経験がある人もいるかもしれません。

どんなケースでも、自分から与えることで、後々、与えた以上のものを受け取ることができるのは、あなたが「どうしたら相手に喜んでもらえるか」を真剣に考えているからです。

自分ではない誰かのことを思って行動することによって、人は、自分のためだけに生きているときには考えつかないアイディアを思いつくものですし、それを繰り返しているうちに、直感力にも運気にも、ますます磨きがかかっていくのです。

## 利益は感謝の集合体

誰かの役に立つことをすると、周りから感謝されます。

「ありがとう」の言葉をもらえるようになるのはもちろん、お返しに何かをしてもらえることもあります。

お礼目的で人の役に立つことをしているわけではなくても、結果的に、先に与えた側が大きな利益を得ることができる場合が多いのです。

しかも、人のためになることをすればするほど、感謝の言葉や気持ち、お礼の品物などがたくさん返ってきます。

このことは、自分のためだけに生きている人は、生涯、自分の身をもって知ることはできないでしょう。あげくに、自分より努力していないように見える相手が、自分よりいい暮らしをしていることをうらやんで、地団太を踏むこともあるかもしれません。

そういう人たちは、自分と同レベルか、もしくはそれ以下の時間しか仕事に費やしていない人が、なぜ自分より稼いでいるのかに気づくことができません。

その背景にあるのは、「周囲から感謝されることによって、仕事のチャンスも、大金も舞い込んできやすくなる」というシンプルな法則です。

ここに目を向けることができただけでも、人生は大きく変わってくるはずです。

## 心が折れそうなときはどうすれば良いか？

「いつ終わるかわからない治療生活で心が折れそうになります」

「副作用が辛くて治療を投げ出したくなります。どうしたら耐えられますか？」

まさに今、治療中の人から言われる言葉です。僕も辛い治療生活を経験しましたので、このような気持ちはよくわかります。

実際に、心が折れそうになったことも何度もあります。そんなときは、「気持ちを切り替えること」が大切だと思っています。

具体的にはどんなふうに気持ちを切り替えることが有効かというと、ひとつは「自分のためにお金を使おう」と考えることです。

僕は、ガンとわかった直後に、大枚をはたいて自分の夢であったランボルギーニの最上級モデルを買いました。

何にお金を使おうかと考えた時点で、心がワクワクしてきたことを覚えています。

そして、もうひとつは、「人のためになることをしよう」と考えることです。

僕は闘病中も、「周りの人や世の中の役に立つことはないか?」と常に考えていました。

仕事に没頭することで、自分が病人であることを忘れ、少しでも多くの人をサポートしようと思ったのです。

・自分のために生きる

・他人のために生きる

これら2つの「気持ちの切り替え方法」を実践したことによって、僕は心が折れそうになる瞬間を乗り切ってきました。

● 第7章 ●

# ガンを克服して見えてきた本当の幸せ

［人生に活かす・ガンの克服］

## 今の仕事は本当に楽しいですか？

「今の仕事は楽しいですか？」と聞かれて、自信を持って「楽しいです」と言い切れる人は少ないかもしれません。

食べていくためにはお金を稼がなければいけませんし、自分だけでなく、家族の生活も支えなければならないとなると、楽しさばかりを追求してはいられないでしょう。

また、なかには自分が何を楽しいと感じるのかさえわからないという人もいるでしょう。世の中を見渡すと、むしろそういう人のほうが多い印象があります。

「楽しさを優先できない」「自分にとっては何が楽しいことであるかわからない」のであれば、今の仕事を楽しいと思えなくても仕方のないことです。

しかし、その状況をそのまま受け入れていていいのかというと、僕はなんとかする方法を考えたほうがいいと思います。

もし仕事が楽しくなくて収入にも満足していないなら、せっかくなら、今より楽しくて、しかも稼げる仕事にありつく方法を考えてみてはどうでしょうか。

副業で、今の収入にプラスしてお金を稼ぐ方法を考えてみるのももちろんいいでしょう。

今の時代、「働き方改革」によって多くの人が働き方を見直していますし、副業を始める人も増えています。複数の仕事に並行して取り組む〝複業〟に携わる人もいますし、思い切って自分で起業する人もいます。

副業や複業、起業が難しいなら、ＴｉｋＴｏｋにチャレンジしてみてはどうでしょう。

はっきり言って僕は、「今、ＴｉｋＴｏｋをやらない人はもったいない」と思っています。声を大にして、「あれだけ稼げる可能性が高いことをなぜやらないの？　やったらいいのに！」と言いたいくらいです。

コンビニのバイトをイヤイヤやっているくらいなら、ぜひＴｉｋＴｏｋに挑戦してみることをおすすめします。

向き不向き・好き嫌いもありますから、「絶対に稼げる」とは言えませんが、チャレンジして視野を広げることは、決してマイナスになることではないと思っています。

## 「好き」を追求したら「三方良し」になる

何度も話しているように、僕はいつも、自分のやりたいことや、自分の好きなことだけを大事にして生きてきました。ガンになる前も、後もそうです。経営哲学として知られる「三方良し」は、一度も考えたことがありません。

「三方良し」とは、「商売において、売り手と買い手が満足するのは当然であって、それに加えて社会に貢献できてこそ良い商売だと言える」という意味です。

世の中の経営者のなかには、この哲学を大切にしている人もたくさんいると思います。その結果として大きな成功を収めている人も少なくはないでしょう。

一方で、僕のように「とにかく好きなことをしていたい」「好きなことをして、みんなに喜んでもらえたらそれが最高の幸せ」と考える経営者も存在するはずです。

それでは、僕のようなタイプは「三方良し」を形にすることはできないかというと、そうではないと思います。

そもそも、たくさんの人に喜んでもらって、笑顔になってもらうだけでも大きな意味があります。

そしてその結果として、社会に貢献できる場合だってたくさんあります。

たとえば、僕はこの本を書くことで、同じ悩みを持つ多くの人の心の拠り所となりたいと考えています。本を読んだ人が、僕のように治験に参加した結果、薬の研究が進むこともあれば、この本に後押しされて起業した人が、日本中、あるいは世界中の人の役に立つサービスを生み出すことだってあるでしょう。世の中はどこでどうつながっていくかわかりません。だから、はじめから壮大な目標を掲げる必要なんてないのです。

ただし、自分ひとりの幸せだけを追求することは絶対にNGです。

自分だけ幸せになろうとしても、今以上にあなたの世界が広がっていくことはないのですから。

## 自分の人生は本当にこれでいいのか？

「人生で一番大切なことは何ですか？」と聞かれたら、僕は「自分に正直に生きること」だと答えます。

「一番大切なものは家族」「自分の命より子どもが大事」「毎日安心して暮らせるのが一番」「一生、夢を追い続けていたい」など、人によっていろいろな答えがあると思いますが、そのどれもが、自分のなかから出てきた正直な言葉だと思います。

自分のその気持ちを大切に生きることは、人生を豊かにしてくれます。

たとえば、「家族が一番大切だ」と答えた人にとっては、家族の笑顔のためにがんばることが、自分にとっての幸せであると言えるでしょう。

「毎日安心して暮らしたい」という人なら、マイホームを手に入れることや、安定した仕事に就くことがファーストプライオリティーとなり得るでしょう。

しかし、そうした自分の本心に背き、大切なことを大切にできていない人もたくさんいます。

夢を諦めて、好きでもない仕事を続けながら、日々悶々とした気持ちを抱えている人もいれば、家族を支えることを優先して自分の本心に蓋をし、やりたいことを口に出すことさえできずにいる人もいるでしょう。

正直、とてももったいないことだなと思います。


人にはそれぞれいろんな事情があるので、自分を押し殺したまま生活を続けなければならないこともあるかもしれません。

それでも、ときには立ち止まって、人生が一度きりであることを思い出してほしい。「自分の人生は本当にこれでいいのか？」と自問自答してみてほしい。

その結果、「こんな人生はイヤだ」と思うなら、勇気を出して、自分で自分を変えるしかないのです。

## 「好き」と「愛」の違いをわかっていますか？

「好き」と「愛」の違いについて考えたことがある人は多くないかもしれません。

言葉の意味だけを比較すると、「好き」とは、心が惹きつけられたり気に入ったりする気持ちであり、「愛」とは、大事なものを慈しんで慕う気持ちを意味します。こう考えると、「好き」のほうがライトに思えます。

恋愛においては、「好きだよ」より「愛している」のほうが、相手が自分のことを深く思ってくれている、と受け取る人もいるでしょう。

では、僕の考える「好き」と「愛」の違いはというと、こうなります。

「好き」は自分を満たすこと。

「愛」は相手を満たすこと。

自分を満たすことは、比較的簡単にできます。

好きなものを買い、好きなものを食べ、好きな映画を観て、好きな音楽を聴く。これだけでも、満たされたことを実感できる人は多いでしょう。

一方、相手を満たすことは簡単ではありません。

まず、相手が満たされるためには何が必要であるかということから考えなければなりません。

そして、そのために自分に何ができるのかを考え、実行に移すことが必要ですが、これらのハードルは決して低くはありません。

それでも、その高いハードルを乗り越えようとすることこそ、「愛」にほかならないのです。

## ガンを経験した自分だからできること

「ガンを経験したからできること」や「ガンを経験しなければできなかったこと」はたくさんあります。

たとえば僕の場合は、ガンと告知された直後から、治療法やサプリメント、民間療法などについて、徹底的に調べまくったことによって、さまざまな知識を習得しました。そのため、人から質問されたときに答えられることがたくさんあります。

また、ガンと告知されて大きなショックを受けた経験があるから、そのショックから立ち直るまでの過程でどんなことを考えたか、どんなことを考えるといいかなどを、実体験に基づいて話すことができます。

しかし、どれだけ話せることがたくさんあっても、一人ひとりに直接話していたのでは、伝えたいことを伝えられる人数は限られてしまいます。

そう考えたとき、僕が「まずやらなくては」と思ったのが、この本を書くことでした。

「より多くの人に伝える」という目的だけなら、SNSを通して果たすことが可能です。

しかしSNSには、「拡散によってたくさんの人に見てもらえる」というメリットがある一方で、「SNSをやっていない人には絶対に見てもらえない」というデメリットもあります。

ガンを告知されて辛い思いをしている人が、ＳＮＳをやっているとは限りません。リア充の投稿を目にするのが辛く、すべてをシャットアウトしている可能性だって考えられます。

そうした人たちにも僕の声を届けられる方法があるとしたら、書籍を出版すること、そして書籍が発売されたことや、その内容をさまざまな媒体で記事にしてもらうことだと考えたのです。

また書籍という、誰でも手に取れる形で発表すれば、患者の家族や身近な人が手に取り、本人に届けてくれる可能性もあります。

ガン闘病の経験を一冊にまとめて発表し、多くの人に届けること。

これは、実際に体験した僕だからこそできることですが、誰にとっても、「自分にしかできないこと」「自分だからこそできること」は必ずあります。

それが何なのかに気づくことができたら、きっと今以上に毎日をハツラツと過ごすことができるはずです。

## 幸せは人に感謝された回数で決まる

この本を通して何度も話していることですが、人のためを思い、人のために生きることは、巡り巡って自分の幸せへとつながっていきます。

自分の幸せだけを考えていても、人は決して幸せになることはできません。

世の中、そういうふうにできているのです。

しかし、どれだけ相手のためを思って手を尽くしても、相手の心に響かないことも、残念ながらあることです。

僕はこれまで、インターネットビジネスについての講座を開き、成功するための秘訣について受講生に教えてきました。しかし、損しないために大切なことをどれだけ懇切丁寧に教えても、多くの生徒は目先の利益に惑わされて失敗してしまいます。

「あれだけ口酸っぱく言ってきたのになんで？」

「世の中そんなおいしい話があるわけないのに、なんで騙されてしまうのかな？」

損したり、騙されたりしてしまった人の話を聞くたびに、歯がゆい思いがします。ときには「もう面倒見切れない」と匙を投げたくなることもあります。


しかしそれでも、僕は多くの人の役に立つことを諦めたくありません。

ひとりでもたくさんの人に、「パンダ先生に教わってきて良かった」と思ってもらいたいですし、みんなの笑顔を見ることは僕の喜びです。

決して、いい人ぶって言っているわけではありませんし、カッコつけているわけでもありません。

ただ、たくさんの人から「ありがとう」と言われる自分でありたい。

「あなたのおかげです」「ありがとうございます」と言ってもらえて、イヤな気持ちがする人はいないでしょう。

誰かから感謝されればされるほど、僕は、自分の人生が豊かに彩られていくことを強く実感することができるのです。

これはきっと誰しもに共通すること。

「ありがとう」の言葉を受け取るたび、人生の幸福度が増していくことを、ぜひあなた自身の人生で体感してみてください。

● 第8章 ●

# ガンと向き合うためのヒント Q&A

[ガン患者へのアドバイス]

## 「ガンサバイバー」として相談されるようになった

ガンが治った人のことを、一般的に「ガンサバイバー」というそうですが、正直言って僕にはその言葉がピンときません。

確かに、ステージ4のガンから生還したのは事実です。しかし、僕自身がガン細胞に対して、何か特別なことをしたわけではありません。

「がんばりましたね」「治ってラッキーでしたね」と人から声をかけられても、ガン患者のなかで僕だけががんばったわけではありませんし、「じゃあ、助からなかった人はアンラッキーだったのか？」と考えてしまいます。

そうは言っても、世間では「ガン＝死の病」というイメージがまだ根強く残っているのでしょう。

ステージ4のガンが消え、現在、元気に暮らしている僕のところには、ガンに関する相談がたくさん寄せられます。ガン患者本人からも質問が届きますが、それより多いのは、ガン患者を抱える家族からの問い合わせです。

ガンに関する本は山のように出版されていますが、医師の書いた本よりも、実際にガンを体験した僕の、リアルな言葉を聞きたいのだろうと思います。

そこで、ここでは僭越《せんえつ》ですが、これまで僕に寄せられた多くの質問のなかからいくつかを選び、僕のお返事と合わせて紹介します。

あくまでも僕の意見であり、医学に基づいたエビデンスベースの話ではなく、個人的体験や個人の感想です。

「僕のアドバイスが、人の命を左右していいのだろうか？」という不安はつきまといますが、それでも、ガン患者や家族にとっては、病気との向き合い方を考えるうえでのヒントになるかもしれませんし、もっと楽にガンと向き合えるようになるためのきっかけになるかもしれません。

偏った意見や見方もあると思いますが、ガンが消えた「今」の僕が伝えたいことをまとめてみます。

## Q1「絶対に治る」と信じる方法はありますか？

僕自身のことを言えば、「絶対に治る」と信じて治療に臨んでいたわけではありませんでした。というよりも、「目の前の治療をどう乗り切るか」しか、考える余裕がありませんでした。

とにかく、治療の副作用がひどくて、なかでも下痢が続き、トイレから一歩も出られない日もありました。どんどんげっそり痩せていって、鏡に映っている自分の顔に死相が浮き出ているのを見ては、ギョッとする毎日でした。

そんな状況にあっても、「絶対に治る！」「治してみせる！」という強いメンタルを保つことができる人は、真の強者だと思います。

僕は残念ながら、そんな強い気持ちを持つどころか、「とにかく目の前の治療を乗り切ろう」ということだけで精一杯でした。

しかし今、振り返ってみると、もしかしたらそれが良かったのかもしれません。

ステージ4の肺線ガンは、5年後の生存率はわずか5パーセントです。僕の頭のなかには「5年後、きっと自分は死んでいる」という予測しかありませんでした。

それでも、明日は明日の、明後日には明後日の治療が待っています。一日一日を乗り切っていくしかなかったのです。

目の前のことをコツコツがんばる。

これはなにも治療だけでなく、仕事でも、プライベートでも、どんなときにも当てはまることだと思います。

先のことを考えて必要以上に不安になったり、怖がったりするのではなく、今できることに精一杯集中することが、結果的に良かったのかもしれないと思います。

## Q2 親がガンになりました。どうやって治したのか教えてください

ガンと診断されて以降、僕がやったことといえば、抗ガン剤「オプジーボ」の治験に参加したことと、水素吸引をしたこと、タヒボ茶を飲んだこと、それだけです。

一体、どれがガンに効いたのかわかりませんし、もしかしたらオプジーボではなく、水素やタヒボ茶にガンを消す効果があったのかもしれません。

しかし僕個人は、「何が効くかわからないから、自分が『良さそう』と思ったことは、なんでもやってみたらいいのではないか」と考えています。

ガンに限らない話ですが、たとえば風邪をひいたときには、「ひたすら寝て

治す」という人もいれば、「栄養のあるものを食べて治す」という人もいるでしょう。あるいは反対に、「あえて何も食べず、消化・吸収よりも細胞の修復にエネルギーを費やす」という人もいるかもしれません。

そのように、病気になったときの治し方は人それぞれですし、「何が効くのかわからないのだから、やりたいと思ったらなんでもやってみればいいのでは？」というのが僕の考えです。

もしお金に余裕があるのなら、数百万〜数千万円するような先端医療を試してみたらいいでしょうし、あまりお金をかける余裕がないなら、保険適用内の治療法を基本にするのもいいでしょう。

ただ思うことは、「後悔のないように」ということ。

「病は気から」とも言われますし、プラセボ効果も決してバカにできません。効き目のある成分が何も入っていない薬でも、自分自身が「これを飲めば治る」と思い込めば、症状が改善できることもあるかもしれません。

残念ながら、「これを飲めばガンが治る」「これをすればガンが消える」という魔法の治療法はいまだ開発されていませんが、裏を返せばあらゆる治療法が「ガンに効くかもしれない」のです。

決して後悔のないように、自分が良いと思うこと、納得できることは試してみたらいいのでは、と思います。

## Q3 ガン保険には入っておいたほうがいいですか？

僕自身のことについて言えば、昔から、ガン保険には2つ入っていました。死亡したときに保険金がおりる生命保険は必要ないかもしれませんが、ガンと診断されたときに保険金がもらえるガン保険は、いざというときの役に立つと思っていたからです。

間違いなく、その背景には、僕自身がガン家系だったということがあります。

日本には「国民皆保険」というありがたい制度がありますし、高額療養費制度という、素晴らしい仕組みもあります。これは、病院や薬局で1か月間に支払う金額が、あらかじめ定められている自己負担限度額を超えた場合、超えた金額が後で払い戻されるという制度です。

自己負担限度額は、年齢や所得区分に応じて決定され、たとえば、年収が約370万～770万円の一般的な収入の人なら、月当たりの医療費の上限は約8万円ほどです。

「ガンの治療費はもっとお金がかかると思っていたけれど、最大8万円程度でいいなら、別に民間のガン保険は入らなくてもいいんじゃないか？」

そう考える人も多いと思います。しかしここに落とし穴があります。

それは、公的医療保険制度や高額療養費制度には、対象外となる費用が多い、ということです。

たとえば、入院時の食事代やベッドの差額代、診断書等の書類作成費用といった費用は、基本的に保険適用外であり、患者の自己負担です。

また、放射線治療の「陽子線治療」や「重粒子線治療」、「内視鏡手術支援ロボット（ダビンチ）による患部の切除手術」などは先進医療にあたり、これらは公的医療保険制度や高額療養費制度の対象外です。

つまり、公的な制度だけを利用していては、受けられる治療法が限られるということです。

２０２４年3月1日時点では、78種類が厚生労働省より先進医療と認められています。


民間のガン保険に加入して、これらの治療を受けられるチャンスを残しておくか。それとも、民間のガン保険に支払うお金を節約し、公的な制度だけを利用して、標準的なガン治療にかけるのか。

この選択をするのは、自分自身です。

## Q4 治療費はトータルでどのくらいかかるのですか？

僕は治験に参加したということもあって、治療費は格安でした。むしろ、ガンが消えた現在も定期的に通院して検査を受けており、それに対してお金が支払われているくらいです。

しかし、もし僕が治験に参加していなかったら、治療費は数千万円以上、必要になったでしょう。

僕が治験に参加したオプジーボは２０１４年に初めて承認された薬ですが、そのとき対象となったのは、メラノーマという皮膚ガンだけでした。そのため、対象人数が少なかったことから薬価は非常に高額で、平均的な体型の日本人男性に１年間投与すると薬代だけで３８００万円もかかる計算でした。

もちろん保険が適用となるため、３割負担の場合は１年間で約１２００万円となりますが、それでも高額であることに違いありません。

その後、オプジーボは肺ガンの治療薬として適応が拡大されました。しかしそれにより、大騒動が起きました。

なぜなら肺ガンの患者数は非常に多いため、「薬価が高いこの薬をそんなにたくさんの患者に使用したら、日本の医療財政が破綻してしまう！」と問題になったからです。それにより、２０１７年2月、薬価は当初の半額に下げられました。

その後、腎細胞ガン、頭頸部ガン、胃ガンなどに適用が広がるにつれて薬価も引き下げられ、現在では年間１０９０万円くらいになりました。３割負担なら約３３０万円です。

この金額を見て、「思ったより高くないな」と考える人もいるでしょう。しかし、ガン治療には終わりが見えません。この治療を数年、いや、もしかしたら10年以上継続しなければならないかもしれないのです。

もちろん、その間は仕事がほとんどできませんから、収入もなくなります。仮に10年間、治療が続けば3300万円です。

ほぼ無職の人に払い続けられる金額でないことは、明らかでしょう。

当然、使用する薬剤によっても治療費は変わりますし、オプジーボよりもっと高額の薬剤もあります。また、先進医療を採用するかどうかによっても、総費用は変わります。

ただひとつ言えるのは、「お金がないことは、治療の選択肢を狭めることになる」ということ。

そう考えると、「お金で命を買うことはできないが、お金がなければ命を失う」ということは、正論ではないかと思います。

## Q5 添加物はできるだけとらないほうがいいですか？

「添加物は体に良いか悪いか」でいったら、答えは簡単、「悪い（ことが多い)」でしょう。ということは、「添加物はできるだけ体に入れないほうが、健康のために良い」という結論になります。

ほとんどの添加物が体に良くないことは、みんな知っていると思います。

しかしそれにもかかわらず、「添加物はとらないほうがいいのですか？」という質問をわざわざするということは、「やっぱり添加物は体に悪いよね？　それはわかっているんだけど、結局どの食べ物にも入っているし、体に入ってしまうのはしょうがないことですよね？」という気持ちがあるからだと思います。

だから、「添加物は毒だから、絶対にとってはダメ」と諭されるのではなく、「添加物なんて気にしなくても大丈夫！」と、誰かに背中を押してほしいのでしょう。

僕のことについて言えば、食事をするとき、添加物はほとんど気にしていません。ファストフードもよく食べますし、加工食品も便利なので頻繁に使います。

「添加物は危険」と言ったって、食べ物に含まれる量は微々たるものです。それより、工場の煙や自動車の排気ガスなど、体に有害な物質をたくさん含む東京の空気のほうが、よほど体に悪いのではないかと思います。

もちろん、添加物をとりすぎれば体に害が出るかもしれません。しかし、多くの人が20年や30年、あるいはそれ以上、同じような食生活を続けてきているはずですし、「添加物をとったからガンになった」と断定することはできません。

もっと言えば、完全無菌状態で育ち、大気汚染のない環境で暮らし、無添加の、体に良いものしか食べないという生活をしている人は、かえって菌やウイルスに弱くなり、ひ弱な体質になってしまうのではないかと想像します。

あくまでも、これは僕の意見なので、もしかしたら間違いかもしれません。でも現実に、「日本ではアレルギー性疾患のある子どもが増えているのに、途上国ではそのような傾向が見られない」という事実が明らかになっており、その理由は、おそらく衛生環境の違いにあるとされています。

つまり、生まれてからずっと過剰に清潔な環境で過ごし、感染を受ける機会が少ないと、本来成熟するべき免疫反応が育たないために、アレルギーの発症が起きやすくなる、というのです。

この説は「衛生仮説」と呼ばれていて、世界中で多くの研究者たちが警鐘を鳴らしています。なぜなら、世界的にアレルギー疾患の患者数が増えれば医療費や労働損失が大きくなり、世界レベルで大問題を引き起こすからです。

意識が高い人たちにとって、「添加物が悪い」「だからとらないほうがいい」ということは常識なのでしょうし、実践している人も多いのでしょうが、僕自身、「添加物を一切とらない」生活を送るのは無理です。

「添加物をとったら、ガンになりますよ」と言われれば、「知っています。ガンになりましたから」と答えるしかありません。

ガンを経験した今でも、正直言って、「ガンになる前」とあまり食生活に違いはありませんし、今でも添加物を平然ととっています。

「以前と同じ食生活をしていたら、またガンになりますよ」と言われるかもしれませんが、もうこの食生活を数十年、続けてきたのですから、今さらガラリと変えることは、僕にはできそうにありません。

食べたいものを食べられなくてストレスが溜まるくらいなら、多少、健康に悪くたって、食べたいものを食べる。それでガンになるなら、誰のせいでもない、僕自身の責任。

異論反論はあると思いますが、これが、食や健康に対する僕のスタンスです。

## Q6 体を温めるとガンは治りますか？

ガン温熱療法といって、腫瘍の部分を42〜43度に温めることで、腫瘍を小さくしたり、それ以上大きくしたりしないようにする治療法があります。

ガン細胞を含め、人間の細胞は熱に弱く、43度以上になると死んでしまいます。

しかし健康な細胞は、温度が上昇すると血管が拡張し、血流量が増加することで放熱が進むので、細胞が死んでしまうことはありません。

一方、ガン細胞にはそのような放熱の仕組みがほとんどないため、高熱にさらされる時間が長くなると、正常な細胞よりも先に死んでしまうのです。

この仕組みを利用したガンの治療法が「温熱療法（ハイパーサーミア）」です。

温熱療法は、脳、眼球、血液疾患を除く部位で治療可能です。保険も適用になり、実際、多くの人がこの治療を受けているようです。

僕は、温熱療法を受けたことがないのでわかりませんが、「体を温めるとガンに効く」というのは納得できたこともあって、温熱ドームで体を温めたり、湯治で有名な温泉に出かけたりしたこともありました。

ただ、「体の深層部を効果的に温めなければ、ガンには効かない」という意見もあるので、「ただ体を温めればいい」というものでもなさそうです。

しかし、僕は体を温めることでなんとなく体調が良くなるのを実感できましたし、ガンに効く、効かないにかかわらず、温泉に行ったり、温熱ドームに入ったりするのはとても気持ち良いものでした。

そんな僕の結論は、「体を温めることでガンが治るかどうかわからないけれど、『興味がある』『気持ちが良さそう』と思うなら、やってみたらいかがですか？」ということです。

「あのとき、やっておけば良かった」と後悔するくらいなら、お金や体力が許す限り、なんでもやってみることをおすすめします。

## Q7 治療法を選ぶ基準がわかりません

現在はインターネットでなんでも調べられる時代です。「ガン」と検索窓に打ち込んだら、膨大な数の記事がヒットしますし、ガンについての知識がまったくなくても、1日パソコンの前に座って検索し続ければ、たちまち「ガン博士」になれるかもしれません。

そんな膨大な情報量のなかから、「自分にぴったり合うガンの治療法」を選ぶのは困難です。

「確実にガン細胞を撲滅することができる」「できれば副作用が少ない」「可能なら健康保険が使えるもの」という条件もつければ、ますます治療法を探すのは困難を極めるでしょう。

「それなら、担当医に聞けばいいんじゃないの？」という人もいるでしょうが、実際のところ、ガン専門の医師でさえ、あらゆる治療法に精通しているわけではありません。

それに、「Aさんにはこの治療法が効いたけれど、Bさんには合わなかった」ということもあり、「どの治療法が効くかどうかは、やってみなければわからない」というのが現実なのです。

僕は治験に参加することを選びました。それは、「日本で誰もが知っている著名人（政治家）が同じ治験に参加して、ガンを治した」という事実があったからです。

もし、その実績がなく、ただ「新しい抗ガン剤の治験に参加してみませんか？」と誘われたら、断ったかもしれません。

でも、「日本で誰もが知っている著名人がこの治験で治ったのだから、効果が期待できるのかもしれない。信頼してもいいだろう」と思い、僕も参加を決めました。

結局、人間は権威やエビデンスが大好きなのかもしれません。

僕は「長いものには巻かれろ」というタイプではありませんし、そこまで世論を気にするタイプでもありませんが、自分の命がかかっているシーンでは、意外と権威やエビデンスを信頼するのだなと、改めて自分のことを認識しました。

所詮、どの治療法が自分に合っているのか、誰にもわからないのだから、あとで悔いが残らないよう、自分が「信頼できそう」「良さそう」と直感したものを選んだらいいと思います。

## Q8 宣告された現実があまりに辛く、投げやりになることがあります

ガンと診断されたときに限らず、人生において、とても辛くてすべて投げ出したくなる瞬間は、誰にでもあると思います。

仕事でも、プライベートでも、いろいろなシーンで苦難や困難はつきものです。逆に言えば、「すべてが順風満帆」ということは決してありません。

そう考えると、「辛いとき」にどういう対処をしたらいいか、自分のなかで一定のルールがあると、どんなときでも気持ちを楽に保つことができるかもしれません。

僕について言えば、辛いときには「どうせ、このイヤなことは続かない」

「いっときのもの」と考えます。

大事な人と死別したときや離別したとき、大切なものを失ったときには、「もうこの悲しみは、絶対に消えない」と、真っ暗闇にひとり取り残されたような感じがするものです。

でも、時間が経てばおなかも空きますし、眠たくもなります。トイレにも行きますし、テレビで漫才を見れば、もしかしたらクスッと笑いたくなるかもしれません。

どんな苦しみも、悲しみも、永遠ではありません。

関西では「日にち薬」という言葉を使うことがあるようですが、とてもいい言葉だなと思います。

「日にち薬」とは、「焦らず、日数を重ねながらじっと養生していれば病気や怪我は自然に良くなってくる」という意味です。身体的な病気や怪我だけでなく、心の傷や痛みにも、「日にち薬」は効果があると思います。

大病を患ったり、大きな怪我をしたりしたとき、健康な人を見て、「うらやましいな」と思う人もいるかもしれません。

「どうして自分だけ、こんな目に遭わなければならないんだ」と、自分の運命を嘆く人もいるかもしれません。

しかし、恨んだり、うらやましいと思ったりすることは、はっきり言って時間の無駄です。人と比べても、自分に何か得があるわけでもありません。

人に与えられた時間は無限ではない。

だから、極力意味がないことはしないほうがいい。

これは僕自身、ガンになる前から考えていたことですが、ガンが発覚した後、より一層、強く心に思うようになったことです。

「とても辛くて人生を投げ出したくなるときには、どうすればいいか？」という問いに対しての僕の答えは、「そんなときには何もしなくていい。そのうちきっと、いつものペースに戻れるから」です。

苦しみも、悲しみも、永遠ではない。

これを知っておくだけで、人生における悩みの大半は消えるのではないかと思います。

## Q9 代替医療はガンに効きますか？

代替医療とは、文字通り、「代わり」となる医療のことです。

本来、ガンを治療するためにおこなわれている標準治療は手術、放射線治療、薬物療法の3つが中心で、そのほか、ガンの種類によっては内視鏡治療や温熱療法なども標準治療に含まれます。

標準治療とは、大規模な臨床試験によって科学的に治療効果が示され、かつ安全性が許容された治療のことを言います。

一方、代替医療はそれらの「代わり」におこなわれるもので、「補完代替医療」と呼ばれることもあります。

米国の国立補完代替医療センターは、補完代替医療のことを、「一般的に従来の通常医療と見なされていない、さまざまな医療ヘルスケアシステム、施術、生成物などの総称」と定義しています。

健康食品、サプリメント、鍼《はり》、灸、マッサージ療法、運動療法、心理療法など、さまざまな種類が代替医療として、ガン治療に用いられています。

一部の代替医療については、科学的に効果や安全性が評価されているようですが、実際のところは、有効性が科学的に確認されているというものではないようです。

「効果は未確認だけれど、重大な害を及ぼす可能性は低い」というように、「悪くはないけれど、良いかどうかわからない」と、消極的に判定が下されているに過ぎないということは注意すべき点だと思います。

とはいえ、ガンを発症した人は藁にもすがる思いで治療法を模索しているでしょうから、代替医療に頼りたくなる気持ちもわかります。

これまで日本で代替医療の実績について大規模な調査がおこなわれたことはないようなので、実際のところ、どんな人がどれくらい代替医療を受けているのかわかりません。

おそらく抗ガン剤や手術など、標準治療をしてもあまり期待した効果が得られなかった人、あるいは、標準治療をおこないたくない人が代替医療を実施しているのではないかと想像します。

僕はガンの闘病中、水素の吸引をしていましたが、これも代替医療のひとつにあたります。ただし同時に、抗ガン剤（オプジーボ）の治験にも参加していましたから、「完全に標準治療を否定して、代替医療に走った」というわけではありません。

僕が治療法を選んだ基準は「きちんと科学的にエビデンスが証明されている、

あるいは期待できる」ということ、それから、「身の回りでその治療をして、ガンが消えた人がいる」ということ。

要するに、「自分が納得して、腹をくれる治療であれば、なんでもいいんじゃないか」というのが僕の考えです。

ガンを発症したのが自分なら、ガンと闘うのも自分。ガンを治すか治さないか決めるのも自分です。

「自分の意志で治療法を決めなければ、万が一うまくいかなかったとき、誰かを恨んで死ぬのはイヤじゃない？」

「治療法の選択で迷っている」という人から相談されたとき、僕はいつもこう言います。

他人から情報をもらうことはあっても、そのなかから選択したり、決定したりするのは自分であるべきと思っています。

助かってもダメでも、自分がやりたいようにやって、心残りを作らない。

どんな結果になろうとも、納得のいく意思決定をし、満足のいく決断を下しながら、自分の意思決定を「正解」として受け入れる。

それが、どんな人生であろうとも幸せに生きるための秘訣ではないかと思います。

## Q10 ガンが転移する可能性について知りたい

ガンが転移する可能性について、僕に言えることはありません。医療の領域なので、見解を述べられるとしたら医者だけです。

ただ、一般に「ガンは転移する可能性がある」と言われていることを考えると、定期健診やガン検診は受けておくべきだと思います。

ここでいう「定期健診」とは、ガン細胞が存在した部分のその後の経過観察のことで、「ガン検診」とは、そのほかの部位にガンが発生していないかどうかを含んだ検診のことです。

定期健診とガン検診のどちらも受けたほうがいいとなると、面倒だと感じる人もいるかもしれません。

しかし、早期発見によって根治の可能性が高くなることを考えると、定期的に検査しておくに越したことはないでしょう。

とはいえ、どれだけ頻繁に検査を受けていたとしても、ガンになるときにはなりますし、運悪く早期に発見できないこともあり得ます。もっと言えば、検診を受けていたおかげでガンを早期に発見できたとしても、人間は誰しもいつ死ぬかわかりません。今日このあと車に轢《ひ》かれて死ぬことだってあり得ます。

でも、そうだとしても、アフターケアや早期発見に努めることで、多少なりとも不安な気持ちを取り除くことはできます。

検査を受けることなく、「もしもガンだったらどうしよう……」と思い悩む日々を送るくらいなら、定期的に検査を受けておくことで、毎日を気持ちよく過ごしたいものです。

## Q11 治験には参加したほうがいいですか？

ステージ4のガンがきれいに消えた僕に対して、「やっぱり治験に参加したほうがいいでしょうか？」と質問してくる人がいます。

同様に、「どんな治療を受けたらいいですか？」「どこの病院がいいですか？」と聞かれることもありますが、答えはすべて同じで、「選ぶのはあなた」です。


ガンの治療の選択肢に限ったことではありませんが、2つ以上の選択肢があって、どれが正解だか蓋を開けてみるまでわからない場合、そのなかから何を選ぶか、本人が決めることがとても大切です。

なぜかというと、誰かの意見に従って、選んだものが良い結果をもたらさなかった場合、意見した相手を恨んでしまうことになるからです。

一方、自分で選んでいれば、たとえ望む結果が得られなかったとしても、絶対に誰かを責めることにはなりません。

「人生は選択の連続である」とは、かのシェイクスピアの名言ですが、本当にその通り。そしてその選択は、常に自分自身の手に委ねられているべきなのです。

ただし、選択肢を比較検討もせず、適当に選んではいけません。よほど自分の勘や運に自信がある場合を除き、いくつかある選択肢を十分に比較検討したうえで、納得して選択することをおすすめします。

## Q12 再発しないために心がけていることは？

「再発しないための心がけ」については、よく人に質問されることですが、僕の答えは「特に、ありません」。

ガンを患い、治療の成果で無事にガンが消えた人のなかには、「もう二度とガンになりたくない。だから、食べ物も生活習慣も気をつけています。サプリも一生懸命、飲んでいます」という人もいると思います。

僕がやっていることといえば、定期的に病院へ通って検査を受けるだけ。抗ガン剤の治験に参加したため、その後の経過を調べる必要があるからです。そこでは採血やレントゲンなどの画像検査を行い、体調に異常がないか確認して終了です。

もし僕にガンが再発すれば、「抗ガン剤投与から○年○か月後、ガンが再発」というデータが加わることになりますが、幸いなことにまだその兆候はありません。

ガンを発症する前も、ガンが消えた今も、特に生活習慣で変わったことはなく、毎日、好きなことをやって、好きなものを食べ、眠る。そんな生活を続けています。

「ガンにならないよう、規則正しい生活習慣をつけなくちゃ！」と無理に自らを奮い立たせることもありませんし、「添加物はNG。肉の食べすぎもダメ。野菜をちゃんと食べないと」と、食生活を制限することもありません。

自分がその瞬間、その瞬間にやりたいことや欲しいものを選んでいく。その結果、もしガンが再発したのだとしたら、「まあ、仕方ないな」と、僕はすんなり受け入れるでしょう。

しかし、もし二度とガンにならないよう、「あれもダメ、これもダメ！」という禁欲的な生活を送りながらも、不幸にしてガンが再発したら、「どうしてあんなに気をつけていたのに、ガンにならなければならないんだ……！」と、運命を呪うかもしれません。

ガンになるのも、ならないのも、僕に選択権はありません。

それならば、毎日自分がやりたいように生きたほうがトクだし、楽しいのではないでしょうか。そして実は、こうしてストレスのない生活を送ることが、最大の「再発予防」につながるのではないかと思うこともあります。

## Q13 ガンが消えた人の共通点は何でしょうか？

もし「ガン家系」というものがあるとしたら、僕は間違いなくガン家系の一員です。母も叔母も叔父もガンになりましたし、さらに広く親戚をたどれば、もっと多くの人がガンを発症しているはずです。

しかしうちの家系でガンになった人を4人知っていますが、そのうち、ガンで亡くなったのは1人だけで、あとの3人は、僕を含めてガンが消えて今でも元気にしています。

つまり、75％の確率でガンが治っているのです。

あくまでも僕個人の印象ですが、ガンが消えた人の共通点は、「運が良い」。これに尽きると思います。

運について話すと、「ああ、僕は運が悪いからダメだ」と、悲観的に捉えてしまう人がいます。

運が悪いから金持ちにもなれないし、彼女もできない。いい会社にも入れないし、出世もできない。それもこれも、みんな運が悪いせいだ。

そう考えてしまうのです。

しかし僕は、思います。

「どうしたら運を上げられるかよりも、運が上がらない理由を探してみよう。そうしたら、たくさんの気づきが得られるはず」と。

運が良い人には運が良い人なりの、そして、運が悪い人には運が悪い人なりの理由があります。結論を言えば、運の良し悪しを選んでいるのも自分自身なのです。

「あ〜あ、僕は運が悪いなあ。だからガンになっちゃったんだなあ」とネガティブに考えてしまえば、そこからは何もポジティブな行動は生まれてきません。

そこで、「ガンになったのは仕方ない。では、ガンになったことで何かプラスになることはないだろうか？」と考えたらどうでしょう。

実際、僕はガンを告げられたとき、少し落ち込んだもののすぐに「まあ、ガンになったものは仕方がない」と諦めました。

そして、「ガンになった自分にしかできないことや、自分にしか伝えられないことは何だろう？」と考えて、改めてビジネスの方法や手段を見直しました。

ガンという経験は確かに辛いものかもしれません。しかし、その経験を生かすも殺すも自分次第。

「ガンになった自分にしかできないこと」や「ガンにならなかったら絶対に気づかなかったこと」を考えたら、ガンという経験は100％悲観すべきものではないと思うのです。

もし「僕は運が悪いなあ」と思うなら、確実に、運が悪いことには理由があります。それには悲観的な性格や後ろ向きの態度など、いくつかの因子が考えられるかもしれません。

もし悲観的な考え方に思考が支配されているのに気づいたら、「ああ、また僕は悲観的になっているな」と立ち止まってみる。そして、「何か、この経験から得られることはないだろうか？」と、プラスの方向へ目を向けてください。

運の良い人は、自然とそうした習慣が身についているものですし、その思考の積み重ねが、幸せのサイクルを生み出すのではないかと思うのです。

# おわりに

「ガンが消えた秘訣は何ですか？」

僕はこの質問を、一体、何人から尋ねられたか記憶していません。

それくらい、実に多くの人がこの質問を僕に投げかけてきました。

しかしこの問いに対して、僕は正確な回答を持ち合わせていません。

あえて答えるとしたら、こんな感じです。


「僕は、一生懸命ガンについて調べ、自分の意志で治療法を選択してきました。

決して人任せにしたり、誰かのせいにしたりしませんでした。

もし、ガンが消えた秘訣があるとしたら、こんなことじゃないかと思います」

自分の人生に対し、責任を持てるのは自分だけ。

どの病院を選び、どの治療法を選ぶのか。その治療がうまくいったら、次は何を選択するのか。治療がうまくいかなければ、次はどんな手を打つのか。

大きな人生ゲームの盤面で、岐路に立つたび道を選択するのは自分です。

これを人任せにしてしまっては、万が一、期待した効果が得られなければ、「あの人の言う通りにしたからだ」「あの人のせいだ」と鬱々とした感情に囚われてしまいます。

その結果、なおさら苦しくなってしまうでしょう。


あらゆることの決定権は、自分にある。

だから、どんな道を選んだっていい。


こう考えておくと、何より自分の心が楽になります。

この考えは、何もガン治療に限ったことではありません。仕事の上でも、

「すべての裁量は自分にある」と知っておくことが、成功への近道です。

だから、人を出し抜いてでも「勝ち組」として成り上がってもいいし、人に喜ばれることをして、「ありがとう」と感謝されることに生きがいを見出してもいい。

どんな生き方を選んでもいいのです。

すべての選択権は、自分自身にあるのですから。


僕は、ステージ4のガンを宣告され、幸いにも治験に参加することができ、気づいたらすべてのガンが消えていました。

そして以前にもまして仕事に打ち込むようになり、いつの間にか、「億り人」になっていました。

破天荒きわまりない人生ですが、僕は、すべての出来事が一本の糸でつながっているのを実感しています。

「人生の主役は、自分自身である」

ガンを発症する前から僕はそんな考えを持っていましたが、ガンになったことで、ますますその思いを強くしました。

「誰か」や「何か」に人生を乗っ取られているなんて、なんてつまらないことなのだろうと思いませんか？

一度しかない人生。何ものにも縛られず、楽しく自由に生きるべき。

僕はステージ4のガンを宣告され、死神と対面した経験を通して、強くそう思います。

「楽しく自由に生きること」が「お金を稼ぐこと」と直結していれば、間違いなく、億り人への道は開かれます。

億り人への扉を、勇気を持って開くのか。

それとも、ただ黙って閉じるのか。

選択するのは他の誰でもなく、あなた自身なのです。

２０２４年６月　渡辺雅典

〈著者プロフィール〉
**渡辺雅典**（わたなべ・まさのり／パンダ先生）
1970年山口県山口市生まれ。5歳の時に母親が実業家であった父親と離婚。母親と二人、埼玉県の風呂なし狭小アパートで幼少期を過ごす。進学校の高校に入学をするも中退し、美容学校に入学。その後は美容師、左官屋、植木屋、看板屋の営業などの仕事を転々とする。95年からインターネットマーケティングの世界に足を踏み入れ、専門知識のない状態から3ヶ月で月収100万円を達成。2007年にはアフィリエイトを教えるウェブスクールにて1000名以上の受講生に対するパソコンサポートを一手に引き受け「サポートの神」と呼ばれるようになる。16年10月、肺腺ガンステージ4と診断される。ガン専門有名病院に入院し、当時国内では一般化していない治療法の治験に参加。その後、転移していた腫瘍が消失し、活動を再開。現在「パンダ先生」の愛称でTikTokライバーとして活動している。

ガンが消えたら億り人になった
病気とお金から自由になる方法

2024年7月5日　第1刷発行

著　者　渡辺雅典（パンダ先生）
発行人　見城 徹
編集人　福島広司
編集者　杉浦雄大

GENTOSHA

発行所　株式会社 幻冬舎
〒151-0051　東京都渋谷区千駄ヶ谷4-9-7
電話　03(5411)6211(編集)
03(5411)6222(営業)
公式HP：https://www.gentosha.co.jp/
印刷・製本所　近代美術株式会社

検印廃止


ISBN978-4-344-04302-2　C0030